Das

Lager von Krasnoe Selo

im Vergleich

mit dem von Chalons.

Militärärztliche Studie

von

Dr. Oscar Heyfelder,

Kais. Russ. Hofrath und Oberstabsarzt, Ritter des K. Russ. St. Annenordens III. Cl., des K. Russ. St. Stanislausordens III. Cl., des K. Preuss. Kronenordens IV. Cl., des Ritterkreuzes vom K. Italien. St. Mauritius- und Lazarusordens, Inhaber der Polnischen Denkmünze für 1863 und 1864, Mitglied der Kais. Leopol. Carol. Academie der Naturforscher, der Königl. Belg. Academie der Medicin, der Königl. Italienischen Academie der Medicin in Turin, der Academie der Chirurgie in Madrid, der Kais. Gesellsch. der Chirurgie in Paris, des Vereins Badischer Aerzte für Staatsarzneikunde, des Vereins für gemeinschaftliche Arbeiten, der anatomischen Gesellschaft und des Vereins Deutscher Aerzte in Paris, der medic. Gesellschaften in Brüssel, Dresden, Erlangen, Leipzig, München, Strassburg, Valencia, Wien, Wilna etc. etc.

Mit 4 Tafeln.

Berlin.
Druck und Verlag von Georg Reimer
1866.

Separat-Abdruck

aus dem 18. Jahrgang von Dr. Göschen's Deutscher Klinik.

Seiner Kaiserlichen Hoheit

dem

Grossfürsten Nicolai Nicolaevitsch

in allertiefster Ehrfurcht gewidmet

von dem Verfasser.

Vorrede.

Die allgemeine Aufmerksamkeit und öffentliche Fürsorge richtet sich mehr und mehr auf Gesundheitspflege, auf zweckmässige Anlage von Städten und Gebäuden, auf Canalisirung, Ventilation, Desinfection der Wohnstätten. Ausserdem haben die letzten in Europa selbst geführten Kriege dem Wohl und Wehe des Militärs die allgemeine Theilnahme in ganz besonderer Weise zugewendet. Kunde davon gibt das Erscheinen zahlreicher, einschlagender Schriften, die Bildung von Vereinen, die Beschlüsse des internationalen Congresses zu Gunsten der auf dem Schlachtfeld Verwundeten, die Reformen im Militärmedicinalwesen der meisten Staaten. Von jedem Standpunct aus verdienen die stehenden Lager der Beachtung.

Dieselben sind vor Allem Landaufenthalte für die Truppen. Ein Landaufenthalt, als Regenerationsmittel, ist um so wichtiger, je mehr der Mensch die übrige Zeit des Jahres eng mit Andern zusammen wohnt, also ganz besonders für die in Casernen lebenden Soldaten. Ferner verfehlt es seine moralische Wirkung nicht auf die vom Lande in die Städte verpflanzten Soldaten, sich zeitweilig ihrem eigentlichen Element wiedergegeben zu sehen. Während aber die Truppen im Lager stehen, feiern die Casernen und Krankenhäuser, können gelüftet und renovirt werden, was für die Salubrität von um so günstigeren Folgen ist, je regelmässiger es in jedem Jahre geschieht.

Die stehenden Lager sind ferner Uebungslager. Abgesehen von dem Gewinne in rein militärischer Beziehung, härten sie den Mann ab, bringen ihm die Uebung des Lager- und Kriegslebens bei und bereiten ihn auch leiblich für den wirklichen Krieg vor. Die Aerzte, die Krankenwärter, wo sie vorhanden sind, die Sanitätscompagnien haben Gelegenheit zu Erfahrungen und Uebungen, wie sie der Garnisonsdienst nicht bietet.

Endlich ist ein stehendes Lager eine Probiranstalt, wo Neuerungen eingeführt und geprüft, Verbesserungen erfunden und angewandt werden und wo bei gehörigem Personenwechsel die verschiedensten Talente von Administratoren, Aerzten und Heerführern mit ihren verschiedenen Anschauungen und Systemen vergleichsweise zur Geltung kommen können.

Die bisherigen Erfahrungen sprechen für einen positiven Nutzen der stehenden Lager für die Gesundheit der Truppen und haben eine Reihe wichtiger und zweckmässiger Einrichtungen in der Administration und dem Sanitätswesen des Militärs zu Tage gefördert. Meine Studien über das Lager von Krasnoe Selo, mit Erlaubniss und unter Förderung S. E. des Kriegsministers unternommen, wurden vielfach unterstützt durch S. E. den Medicinal-Inspector des St. Petersburger Militärbezirks Dr. von Rittes, durch Herrn Oberstlieutenant Lavrof vom Generalstab, Herrn Lieutenant Gomilevsky vom telegraphischen Büreau. In Frankreich hatte ich mich der schmeichelhaftesten Aufnahme und liberalsten Förderung meiner Studien zu erfreuen durch Baron Dr. v. Larrey, General-Inspector der Armee, durch Herrn Chevalière de la Grondière, Sous-intendant du camp, und die Herren Doctoren Mercier und Cabasse, beide dem Hospital des Lagers 1865 zucommandirt. Möge mir gestattet sein an dieser Stelle diesen Herrn meinen ehrerbietigen resp. freundschaftlichen Dank auszusprechen.

St. Petersburg den $\frac{4}{16}$ Januar 1866.

Der Verfasser.

Inhaltsverzeichniss.

Erklärung der Tafeln.

Druckfehler.

S. 7. Z. 4 v. u. lies Preobraschenskische statt Preobaschenskische.

S. 18. Z. 4 v. u. lies foundery statt foudery.

1. Einleitende Bemerkungen.

Die stehenden Lager gehören hauptsächlich unserem Jahrhundert, und zwar Russland und Frankreich zu. In Frankreich bestand in den Jahren 1803—1811 das grosse, stehende Lager von Boulogne, wo über 100000 Mann concentrirt waren. Erst 1854 ward auf Befehl des jetzigen Kaisers der Franzosen das Lager von Boulogne neu errichtet und bis zum Jahre 1856 inclusive erhalten. Die von Perier dort beobachteten und veröffentlichten Resultate waren aber der Art ungünstig, dass eine Transferirung des Lagers nach Chalons beschlossen und im Sommer 1857 ausgeführt wurde. Die Durchschnittszahl der bei Boulogne gestandenen und der bei Chalons stehenden Truppen ist etwa 30000.

Das Lager von Krasnoe Selo [1]) dagegen fing man im Jahre 1823 an, in ein stehendes zu verwandeln, nachdem schon vom Jahre 1819 an auf ungefähr demselben Terrain in den Sommermonaten ein passageres Lager bezogen worden war. Nach einer Notiz aus dem Gedenkbuche des Pavlov'schen Regiments hielten sich die Gardetruppen zum ersten Male im Jahre 1819 bei Krasnoe Selo auf, und zwar während der Manöver, deren Dauer ausdrücklich vom 11. Juli bis 11. Aug. angegeben ist. Von den Jahren 1823, 1824 und 1825 liegen Pläne [2]) vor mit der Bezeichnung „Dislocation der Gardetruppen um Krasnoe Selo." Bei dem letzteren ist ausdrücklich hinzugefügt: vom 22. Juni bis Ende Juli. Die Standorte der 1. und 2. Division sind ungefähr eben da angegeben, wo sie auch jetzt noch ihren Platz im grossen Lager einnehmen.

Nach den vorgefundenen Acten wurden im Jahre 1825 und später

[1]) In den zwanziger Jahren befand sich auch bei Warschau ein Barackenlager. Da die Statistik zu Gunsten der Zeltlager sprach, ist es aufgegeben worden.

[2]) Diese Pläne und Actenfascikel mit der Bezeichnung vom Jahre 1825, 1826 etc. waren mir aus dem Generalstabe geliefert und von mir und einem Generalstabsofficier durchgesehen worden. Sie enthalten hauptsächlich Befehle zum Ankauf von Terrain, zur Ausführung von Arbeiten, zur Absendung von Soldaten zur Arbeit, zum Ankauf von Werkzeugen; dann die Belege der ausgeführten Arbeit, Bezahlungsanweisungen und Quittungen über erhaltene Bezahlung; Befehl, die Arbeiten im Herbst einzustellen und die dazu beorderten Soldaten zurückzuziehen.

noch einige Male bedeutende Terrainankäufe gemacht, wurden im Frühjahr 1825 vor Ankunft der Truppen und im Herbst nach deren Abzug sehr ausgedehnte Terrainarbeiten vorgenommen, welche auf ein stehendes Lager deuten. Eine Rechnung sagt ausdrücklich, dass vom 1. Mai bis 21. Juni (der Tag vor Einmarsch der Truppen) 5 Lagerplätze durch Canalbauten trocken gelegt, Wege verbessert, Brücken construirt, Steine weggeschafft worden sind.

Nun wurde alljährlich neues Terrain für das Lager gewonnen und zubereitet, Baracken construirt, Verbesserungen und Vergrösserungen vorgenommen. So kam namentlich im Jahre 1827 die 3. Infanterie-Division zu den früher vorhanden gewesenen 1. und 2. Auf dem Plan von 1827 erscheint ihre Aufstellung auf der Seite des Avantgardenlagers ungefähr da, wo sie noch heute ihr Standquartier hat.

Diese interessante Entwickelung und Vervollkommnung des Lagers von Jahr zu Jahr ausführlich zu beschreiben und die Namen zu nennen, an welche sich das hauptsächlichste Verdienst knüpft, muss ich einem militärischen Schriftsteller überlassen [1]). Es sei nur so viel gesagt, dass von da ab so ziemlich jedes Jahr ein stehendes Lager bei Krasnoe Selo, und zwar meist von der Garde bezogen wurde, welches an Truppenstärke je nach den Umständen wechselte. Im Jahre 1863, wo die Garden in Polen standen, war kein Lager; ob in den Jahren 1828 und 1829, wo die Garden am türkischen Feldzuge Theil nahmen, und von wem das Lager bezogen wurde, ist mir nicht bekannt. Vom Jahre 1830 heisst es dagegen ausdrücklich in obigem Gedenkbuche des Pavlov'schen Regiments, dass die Garden nach ihrer Rückkehr aus der Türkei am 17. Juni das Lager bei Krasnoe Selo bezogen. Wie es im Jahre 1831, wo die Garden in Polen, anno 1849, wo sie in Ungarn standen, mit dem Lager gehalten wurde, vermag ich nicht genau anzugeben, da damals noch nicht, wie zur Zeit des orientalischen Krieges, Reserveregimenter formirt waren. Doch lassen sich in den vorliegenden Plänen keine Lücken nachweisen.

Die Truppenzahl des Jahres 1864 belief sich auf 70000 Mann, die des Jahres 1865 auf 46000 Mann. Davon sind jeweilig die Mannschaften abzuziehen, welche nöthig sind, den Garnisonsdienst in Petersburg zu versehen, ungefähr 3—4000 Mann.

Die Erfahrungen unseres Lagers umfassen demnach ungefähr vier Decennien und beziehen sich auf durchschnittlich die doppelte Truppenzahl, als die zu Chalons. Der Boden hat zwar nicht die Weihe eines fast vorgeschichtlichen Ereignisses, wie die Hunnenschlacht auf den catalaunischen Feldern, aber er ist historisch durch sich selbst, indem er fast ein halbes Jahrhundert das Sommerlager der Gardetruppen getragen, und auf demselben das Lagerwesen Entwickelung, Verbesserung und Ausdehnung erlangt hat.

[1]) Indem ich trotz des langjährigen Bestehens des Lagers keine Beschreibung weder vom ärztlichen noch militärischen Standpunkte vorfand, war es für mich nicht ohne Schwierigkeit, selbst diesen unvollkommenen historischen Abriss zusammenzustellen.

2. Localität.

Von Petersburg in südwestlicher Richtung $25\frac{1}{2}$ Werst [1]) entfernt, von Peterhof $20\frac{1}{2}$, von Oranienbaum 31, von Zarskoe Selo 19, von Gatschina 18 Werst, liegt ein flaches, kesselförmiges Thal, auf zwei Seiten durch die Hochebene begrenzt, im Südosten von dem laubholzbewachsenen Duderhofer Berge überragt. In diesem länglich-runden Thalkessel wird ein Wassergefälle durch drei kleine Seen gebildet, deren oberster, grösster etwa 25—30 Fuss über dem Niveau des letzten liegt. Der mittlere ist zugleich der kleinste und verdient kaum den Namen eines See's. Sie entstehen aus zahlreichen Quellen und Bächen, an welchen namentlich die Ufer des oberen See's sehr reich sind. Ihren Abfluss bildet das Flüsschen Ligovka, welches mit starkem Gefälle und vielfach gewundenem Laufe in nordöstlicher Richtung gegen Petersburg fliesst und nicht weit von der Stadt in den finnischen Meerbusen fällt. An diesem Flüsschen aufwärts führen von der Hauptstadt Chaussee und Eisenbahn zum Lager. Während die Hauptchaussee auf der Hochebene durch das Dorf Krasnoe Selo angelegt ist, mündet die Eisenbahn an dem Ausflusspunkte des unteren See's. Daselbst liegt der Bahnhof und von da aus führen drei breite Strassen nach den verschiedenen Punkten des Lagers: die eine rechts in rascher Steigerung des Terrains hinauf zum Dorfe Krasnoe Selo und zum Avantgardenlager, die zweite mässiger steigend zum Hauptlager, die dritte gerade aus und fast in ebener Fläche zum Vereinigungspunkte beidêr Lager. Diese drei das ganze Lager durchschneidenden Strassen stehen mit der Chaussee nach Petersburg, wie mit den nach obengenannten kaiserlichen Residenzen und Standorten von Garderegimentern in Verbindung.

Das Erdreich zeigt die silurische Formation, wie sie als Fortsetzung derselben geologischen Beschaffenheit von Ehstland, Nordlivland und Oesel überhaupt in Ingermannland gefunden wird [2]). Unter einer oft nur wenige Fuss tiefen Schicht Lehm- und Sandbodens liegen reiche Lager horizontaler Kalkplatten, durch deren Risse und Spalten das Wasser durchsickert, wodurch die Oberfläche trocken zu sein pflegt. Das Sand und Lehm enthaltende Erdreich ist überall mit kurzem Rasen bewachsen, die steilen Abhänge zur Rechten sind theils bewaldet, theils mit Gartenanlagen bedeckt. Der linksseitige [3]) vom grossen Lager zum Thal sanft abfallende Abhang ist kahl, die Thalfläche um die Seen herum angebaut. Selten, gleichsam verloren in dem Sand- und Lehmboden, finden sich einzelne, rundliche Granitstücke (Trovanti), wie sie

[1]) Der Einfachheit wegen behalte ich russisches Maass und Gewicht bei, deren Reduction auf deutsches und französisches sich im Anhang findet.

[2]) Cfr. hierzu: Untersuchungen über die silurische Formation von Ehstland, Nordlivland und Oesel von Mag. Friedrich Schmidt. Dorpat 1858.

[3]) Bis hierher ist rechts und links vom Standpunkte des aus Petersburg Kommenden gebraucht. Später, wo das Lager militärisch aufgefasst und beschrieben wird, ist der rechte Flügel das grosse, der linke das Vorpostenlager, und richtet sich alsdann der Gebrauch von rechts und links nach dieser Auffassung.

gegen Finnland zu immer häufiger werden. Das Terrain ist durch die Berge von Duderhof und Kirchhof in südöstlicher Richtung gegen die Winde geschützt. Ueberdiess bergen sich die Zelte, indem sie den zum Thalkessel abfallenden Rand der Hochebene einnehmen, gegen den allzufreien Zutritt der Luft. Am häufigsten weht der Seewind (Westwind), der die Sommerhitze temperirt und die Atmosphäre den Pflanzen und Thieren resp. dem Menschen zuträglich macht. Der Beschaffenheit des Bodens, dem Wasserreichthum und den vorherrschenden Seewinden verdankt Krasnoe Selo, dass es wenig vom Staub zu leiden hat, wenigstens nicht mehr, als unzertrennlich ist von breiten Chausseen und Plätzen und manövrirenden Truppen. Hierdurch unterscheidet es sich vortheilhaft von dem Lager zu Chalons.

Die Luft von Krasnoe Selo ist im Vergleich mit den tiefer liegenden Umgebungen Petersburgs auffallend rein und mild. Für die allgemein günstige Beschaffenheit der Gegend spricht auch der Umstand, dass von dem obersten See bis auf den Duderhofer Hügel eine ungewöhnlich reiche Flora vorkommt. Es gedeiht dort allein in dieser ganzen Region die Buche bis zu ziemlich hohen Büschen, und findet sich ausnahmsweise Vicium orobus, Anemone hepatica etc.

Wie schon erwähnt, nimmt das grosse und das Vorpostenlager den hufeisenförmig das Thal umgebenden Rand der Hochebene ein. Hinter dem Dorfe und dem Vorpostenlager in südwestlicher und westlicher Richtung dehnt sich das Marsfeld über 5 Quadratwerst 141 Quadratfaden aus und bietet für Paraden und Manöver eine gewaltige Fläche dar, in welcher nur leise Undulationen des Terrains vorkommen, im Süden durch beginnendes Hügelland und Waldpartien theils abgegrenzt, theils zu combinirten Uebungen geeignet. So wenig der Boden der Hochebene die Cultur begünstigt, so vortrefflich ist er durch seine mehr trockene und doch nicht absolut sandige Beschaffenheit für das Manövriren grosser Truppenmassen und als Basis von Lagerconstructionen. Die Wasserbecken im Thale bilden nicht nur einen angenehmen Anblick und zieren die Gegend, sondern sie erleichtern die Versorgung des Lagers mit Wasser, befördern die Reinlichkeit, bieten Bade- und Schwimmgelegenheit. Indem sie aber ein starkes Gefälle und einen lebhaften Abfluss haben, bieten sie keinen der Nachtheile, welche stehende Gewässer zu haben pflegen. Das Gefälle des Wassers ist im Gegentheil so stark, dass an dem Ausfluss des untersten See's eine Papierfabrik, an dem mittleren ein anderes industrielles Etablissement eingerichtet wurde. In dieser Gegend befinden sich auch Parkanlagen mit einer Restauration und einem kaiserlichen Theater in ihrer Mitte und eine Gruppe von Landhäusern, welche im Sommer von Officiersfamilien bewohnt werden.

Ausserdem zieht sich, wie schon erwähnt, hinter dem linken Flügel, dem Avantgardenlager, das $3\frac{1}{2}$ Werst lange Dorf Krasnoe Selo längs der Petersburger Chaussee hin; 1 Werst vom südlichen Ende des Lagers zwischen dem oberen See und dem Duderhofer Hügel liegt das Dorf Wilosi, am Fuss des Hügels ($1\frac{1}{2}$ Werst vom Lager) eine kaiserliche Farm, auf dem Hügel selbst verschiedene kaiserliche Cottages mit Gärten und Wiesen; hinter demselben abermals ein Dörfchen, Gorskaja.

In der Mitte des Dorfes Krasnoe Selo befindet sich eine geschmackvolle griechische Kirche, die Villen Sr. Maj. des Kaisers und der Mitglieder der kaiserlichen Familie. An die kaiserlichen Wohnungen schliessen sich die der Minister, der Generaladjutanten, der fremden Gäste, des Commandanten; ferner der Generalstab (in 10 Häusern), das Hospital, das Telegraphenamt etc. Ein ländlich und militärisch gehaltenes, in seiner Gesammtheit grossartiges Ganze.

Landschaftlich betrachtet ist der Standort des Lagers einer der schönsten Punkte in der Umgegend Petersburgs. Von der Höhe des grossen Lagers aus reicht der Blick nach Norden über eine reich bebaute und bewohnte, mit Wald durchsetzte Ebene auf den finnischen Meerbusen, dessen blaue Fläche, von Segeln und Dampfern belebt, sich glänzend am Horizonte abgrenzt; im Nordwesten ragen die colossalen goldenen Kuppeln und Thürme der Hauptstadt, nach Südwesten breiten sich die drei Seen aus, umfasst von den grünen Geländen und den weissen Zelten des Avantgardenlagers und den Högeln von Kirchhof und Duderhof. Kann man auch nicht voraussetzen, dass Soldaten für landschaftliche Schönheit so zugänglich seien, wie Künstler, Touristen oder überhaupt Gebildete, so darf doch mit Recht angenommen werden, dass Naturschönheit ihre Wirkung auf kein Gemüth verfehlt und dass ein so heiterer, angenehmer Aufenthalt zum allgemeinen Wohlbefinden der Truppen ihr Theil beiträgt.

Somit was Lage, Bodenbeschaffenheit, Wasser, Luft, Zugänglichkeit und landschaftliche Schönheit anbetrifft, lässt die Oertlichkeit des Lagers von Krasnoe Selo nichts zu wünschen übrig.

3. Der Transport der Truppen.

Die Gardetruppen, welche für gewöhnlich das Lager ausschliesslich bilden, kommen aus Petersburg, Zarskoe Selo, Gatschina, Peterhof, Oranienbaum, Narva, Jamburg, Novgorod, Pskow und zum Theil aus Finnland.

Artillerie und Cavallerie ziehen von ihren Standorten aus in kleinen Tagemärschen in's Lager; zuerst und vor den anderen Waffengattungen die Artillerie, zunächst die Infanterie, zuletzt die Cavallerie, so dass diese verschiedenen Truppen nicht zu gleicher Zeit auf den Wegen zum Lager marschiren.

Der Transport der Infanterie nach dem Lager geschieht zu Fuss, mit einigen wenigen Ausnahmen. Die finnländischen Gardeschützen und im Jahre 1864 auch die 23. Division der Armee, welche aus Finnland zum Lager herangezogen wurde, werden mit Kronsdampfern aus Helsingfors nach Petersburg gebracht und ebenso zurückbefördert. Diejenigen Abtheilungen, welche zum Versehen des Wachdienstes nach Petersburg gehen und von dort kommen, bedienen sich häufig der Eisenbahn, ebenso nach Aufhebung des Lagers die zur Stadt zurückkehrenden Truppen; doch ist es nicht die Krone, die diesen Transport bezahlt, sondern sie können es aus den Ersparnissen des Regiments selbst thun.

Die von Petersburg in's Lager commandirten Truppen haben nur $25\frac{1}{2}$ Werst zu machen; sie brechen früh am Morgen aus der Stadt auf und erreichen in einem Marsch das Lager. Die von weiter her marschirenden Truppen machen im Tage 15—30 Werst und halten jede Woche zwei Rasttage. Die hellen Sommernächte des Nordens begünstigen ein sehr frühes Ausmarschiren. Dadurch wird es möglich, den Tagesmarsch zu beendigen, ehe die grösste Hitze beginnt. Es leuchtet von selbst ein, dass bei so schonender Weise des Marschirens die Truppen in vortrefflichem Zustande in's Lager gelangen; ein Punkt, der von grosser Wichtigkeit ist, damit nicht von Anfang an und von den Schädlichkeiten des Weges her die Lazarethe und Krankenhäuser mit Kranken gefüllt werden.

Auch als ich im September 1863 wiederholt mit verschiedenen Truppentheilen in Polen reiste, hatte ich Gelegenheit zu constatiren, dass man in sehr kleinen Tagemärschen vorging, und zugleich, wie sehr sich diess in sanitätlicher Hinsicht bewährte. Für's Erste hatten wir kaum Nachzügler und auffallend wenig Kranke; für's Zweite wurde bei dem frühen Haltmachen in voller Bequemlichkeit und bei Tageshelle abgekocht, so dass bei einbrechender Dunkelheit schon gegessen und aufgeräumt war.

Die Truppen beziehen Ende Mai oder Anfang Juni das Lager und verlassen es in der ersten Hälfte August, so dass sie $2—2\frac{1}{2}$ Monate in demselben stehen. Auch in Chalons dauert das Lager durchschnittlich 2 Monate [1]), nur sind es dort August und September, hier Juni und Juli. Während sich in Frankreich der Spätsommer und beginnende Herbst durch die Vollendung der Ernte und eine gemässigtere Temperatur vorzugsweise eignen, so ist unter dem 60^0 nördlicher Breite die Zeit, in welcher man mit Vortheil im Freien campiren kann, zwischen Ende Mai und Anfang August abgegrenzt. Vorher ist das Terrain noch zu feucht, die Temperatur zu grossen Schwankungen unterworfen; nachher beginnen schon die Herbstnebel und zuweilen die Herbstregen. In den eigentlichen Sommermonaten giebt es beinahe keine Dunkelheit, die Entwickelung der Vegetation geht wunderbar schnell und üppig vor sich, und in günstigen Sommern ist das Wetter selbst beständiger, als in Deutschland und Frankreich; meist aber ist die Wärme gemässigt, oder hohe Hitzegrade nur von kurzer Dauer.

Im Jahre 1857 [2]) ward das Hospital von Krasnoe Selo am 22. Mai eröffnet; am selben Tage war die Garde-Artillerie in's Lager eingerückt; vom 1. bis 5. Juni marschirte die 3. Garde-Infanterie-Division in's Lager, am 15. Juni war das ganze Gardecorps mit den zucommandir-

[1]) Ein geringes Contingent bleibt dort während des ganzen Jahres in den Baracken des Lagers.

[2]) Ueber das Jahr 1857 liegt mir ein Bericht des damaligen Oberarztes des Hospitals von Krasnoe Selo, des Dr. Wilczkowsky, vor, welchen ich noch öfter anzuführen Gelegenheit haben werde.

ten Truppenabtheilungen im Lager installirt und blieb daselbst bis zum 11. August.

Im Jahre 1864 wurde das Hospital zu Krasnoe Selo am 12. Mai eröffnet, die Truppen marschirten ein in den letzten Tagen des Monat Mai und in den ersten des Monat Juni und blieben bis zum 8. und 9. August. Anno 1865 ward das Hospital am 8. Mai eröffnet, am 1. September geschlossen; nach Eröffnung und vor Schluss desselben waren die Truppen eingerückt resp. zurückmarschirt. Der Regel nach begiebt sich die Artillerie vom 25. Mai bis 1. Juni in's Lager, die Infanterie vom 1. bis 10. Juni, die Cavallerie vom 10. bis 15. Juni.

4. Aufstellung der Truppen.

Auf dem Terrain in und um Krasnoe Selo ist Infanterie, Artillerie und Cavallerie in der Art vertheilt, dass die Infanterie und ein Theil der Artillerie in dem Zelt- und Barackenlager um die drei Seen stehen, die 8 Cavallerie-Regimenter und die reitende Artillerie in den umliegenden Dörfern lagern, so dass das gesammte von Truppen besetzte Gebiet einen Umkreis bildet, dessen Radius 8 Werst beträgt. Im Jahre 1864 standen auf diesem Terrain fast 70000 Mann (genau 69335) mit 9269 Pferden. Diese Anzahl vertheilte sich wie folgt auf die verschiedenen Truppenkörper:

Infanterie . . .	57410 Mann	1070 Pferde
Cavallerie . . .	7618 „	6239 „
Artillerie . . .	4307 „	1960 „
Gesammtzahl	69335 Mann	9269 Pferde.

Das Zelt- und Barackenlager zerfällt in das Lager der Avantgarde und in das Haupt- oder grosse Lager. Ersteres nimmt den linksseitigen steilen Abhang der Hochebene ein, bildet gleichsam die Fortsetzung des Dorfes Krasnoe Selo und enthält folgende Truppentheile:

1) Die 23. Division der Armee an derselben Stelle, wo gewöhnlich die 3. Division der Garde liegt, welche jetzt in Polen steht.
2) Das Leib-Garde-Schützen-Bataillon der finnländischen Garde.
3) „ „ „ „ „ Sr. Maj. des Kaisers.
4) „ „ „ „ „ der kaiserlichen Familie.
5) Die Artillerieschule.
6) Die Paul'sche Kriegsschule.
7) Die Constantin'sche Kriegsschule.
8) Zwei Artillerie-Brigaden.

Das Hauptlager, welches die Höhen zur rechten Seite des Thales besetzt hält, besteht aus folgenden Truppentheilen:

1) Die 1. Division der Garde, enthaltend:
   das Preobaschenskische Regiment,
   das Semenof'sche Regiment,
   das Ismailof'sche Regiment,
   das Gatschina'sche Regiment.

2) Die 2. Division der Garde, enthaltend:
das Moskau'sche Regiment,
das Garde-Grenadier-Regiment,
das Paul'sche Regiment,
das finnländische Regiment.
3) Das Muster-Bataillon.
4) Zwei Artillerie-Brigaden.

Ausserdem stehen 4 Grenadier-Regimenter in einem abgesonderten Zeltlager an dem Flüsschen Pudost in ziemlicher Entfernung von dem bei Krasnoe Selo. Es bildet ein Ganzes für sich und verdient an einem anderen Orte ausführlich beschrieben zu werden.

In dem Zeltlager befindet sich keine Cavallerie, sondern sie steht im Dorfe Krasnoe Selo selbst und in den umliegenden Dörfern, wovon später ausführlicher die Rede. Die einzige Ausnahme davon bildet der Convoi Sr. Maj., die 290 Lesgischen, Grusinischen Reiter und Convoi-Kosaken, welche am Fusse des linksseitigen Abhanges, zunächst dem Bahnhofe, auf abgesondertem Terrain ihr kleines Lager inne haben.

Das Infanterielager, welches die Höhen um die drei Seen besetzt hält, bildet entsprechend dem Terrain eine ungleich hufeisenförmige Gestalt oder einen annähernd spitzen Winkel mit ungleichen Schenkeln, wovon das grosse Lager den längeren, das Avantgardenlager den kürzeren darstellt. Ersteres hat die Länge von beinahe 3 Werst (genau 2 Werst 400 Faden, was 2986 Meter ausmacht). Das letztere hat die Länge von 1 Werst 350 Faden (1813 Meter). Denken wir uns die Endpunkte beider Lagerflügel durch eine dritte Linie verbunden, so entsteht dadurch ein ungleichseitiges Dreieck, dessen Flächeninhalt 4 Quadratwerst 117 Quadratfaden beträgt.

Jede Division ist in der Art aufgestellt, dass die 4 sie zusammensetzenden Infanterie-Regimenter nach ihren Nummern auf einander folgen. Den äussersten Flügel auf der rechten Seite bildet das 1. Regiment der 1. Division, den Schluss des grossen Lagers auf der linken Seite macht das 4. Regiment der 2. Division und das Muster-Bataillon. Zwischen diese 8 Regimenter sind 6 Batterien in der Art vertheilt, dass zwischen dem 1. und 2., wie zwischen dem 2. und 3. je eine Batterie, zwischen dem 4. und 5. aber, wie zwischen dem 6. und 7. je 2 Batterien liegen. Im Avantgardenlager sind 5 Batterien nach demselben Princip zwischen die Regimenter vertheilt.

In jedem Regimente stehen die 3 Bataillone auf Einer Linie so neben einander, dass das erste den Flügel nach rechts einnimmt, das dritte die Grenze gegen das nächste Regiment, resp. die darauf folgende Batterie bildet. Vor der Frontlinie des ganzen Lagers, wie zwischen den Regimentern führen breite Fahrwege; die Distanz zwischen den Bataillonen beträgt 27, die zwischen den Compagnien durchschnittlich 15 Schritt; beide Distanzen sind von breiten Rasenplätzen und schmalen Fusswegen eingenommen.

Die Zelte jedes Bataillons bilden 8 Reihen von reglementsmässig 8 Zelten Tiefe, doch so, dass die erste und zweite Reihe wie die dritte und vierte einander näher liegen, die zweite und dritte aber durch einen grösseren Zwischenraum getrennt sind, in welchem für die beiden Wachzelte Platz ist. Jede Compagnie hat reglementsmässig 16 Zelte [1]) für die Mannschaft, welche im Quadrat beisammen stehen, so zwar, dass die erste Compagnie die hintere, die zweite Compagnie die vordere Hälfte des ersten halben Bataillons ausmachen, die dritte Compagnie aber die vordere, die vierte Compagnie die hintere Hälfte des zweiten halben Bataillons ausmachen. Anders im französischen Lager, wo jede Compagnie zwei Reihen Zelte neben einander inne hat.

Die Zelte der 4 Compagnien eines Bataillons stehen in rechtwinkligen Reihen auf der Frontlinie; die dazu gehörige Schützen-Compagnie hat ihre Zelte jedesmal am hinteren Ende jener gegen die Gärten zu, so dass erste, zweite, dritte Schützen-Compagnie eines Regiments in einer Linie neben einander stehen. Den letzten Plan gegen die Gärten zu nehmen die Officierszelte ein, die bald in Reihen, bald in Gruppen aufgeschlagen sind, je nachdem das Terrain das Eine oder das Andere mehr begünstigt [2]). Hinter den Zelten jedes Bataillons liegen Gärten, gewöhnlich Rasenplätze, mit den im Norden so wichtigen und leicht gedeihenden Birken bepflanzt, von Fusswegen durchkreuzt und durchschlungen. In diesen Gärten befindet sich der Turnplatz, in dem mittleren die Zelte der Musiker; unter diesen Baumgruppen ergehen und lagern sich die Soldaten in freien Stunden.

Eine Chaussee, der Länge nach verlaufend, geht hinter den Gärten vorüber und vermittelt den Verkehr durch das ganze Lager; an ihr entlang führt der Lagertelegraph und die Wasserleitung.

Hinter diesem Lagerwege, der 220 Schritt von der Frontlinie entfernt ist, folgen die Officiersbaracken, dann 10 Schritt dahinter die Compagnie-Zeughäuser, hierauf die Soldatenküchen und die Esstische der Soldaten.

Eine der obengenannten Längschaussee parallele Strasse geht an dieser Stelle wieder durch das Lager und trennt die eigentlich militärische Hälfte des Lagers von den Dependentien der Administration und des Sanitätswesens; sie ist nach Angabe des Dr. Siderov 66 Schritt von der Hauptchaussee entfernt.

Wir begegnen hier in erster Linie dem Regiments-Lazareth, von Rasen- und Baumanlagen umgeben, und der Officiersmesse mit Garten, mit Bibliothek, Speiselocal, Gesellschaftszimmer, daneben oder dahinter auf freiem Raume das Dampfbad in einem geräumigen Holzschuppen, die Bäckerei, zuweilen Kanzlei und Wohnung des Regimentschefs.

[1]) In praxi verhält es sich so, dass die Zelte für das Lager jedesmal vor dem Ausrücken der Truppen von der Intendantur nach dem jedesmaligen Bestande der Compagnien verabfolgt wird, indem man für 15 Mann ein Zelt berechnet. Es stehen aber im Lager nur 10—12 Mann in einem Zelte, was dadurch möglich wird, dass jedes Regiment einige eigene Zelte besitzt, und dadurch, dass einige der für die Officiere bestimmten Zelte von Soldaten benutzt werden.

[2]) Cfr. Militär-Handbuch von Machatin. 3. Aufl. Petersburg 1861. S. 656.

Zunächst dahinter liegen Holzbaracken, die als Werkstätten, Schuppen, Wohnungen dienen, die Stallungen und Remisen, hinter denselben die Misten, und ziemlich entfernt (nach Siderov 230 Schritt von der sogenannten Lazarethchaussee) die Abtritte. Bald näher, bald ferner ein bald grösserer, bald kleinerer Teich zum Waschen. Im grossen Lager folgen hinter diesen Dependentien noch eine Strasse und dann 4 Schiessstätten, an ihrem hinteren Ende durch Wälle abgegrenzt und geschützt, in gehöriger Entfernung vom eigentlichen Lager. Die Truppen des Avantgardenlagers halten ihre Schiessübungen auf dem Marsfelde. (Siderov nimmt an, dass ein Regiment ungefähr 150000 Quadratfaden Terrain inne hat.)

Der grösseren Uebersicht wegen kann man das Lager schematisch in 3 Hauptzonen eintheilen: 1) Die vordere Zone oder das Zeltlager zwischen Frontlinie und Hauptchaussee. 2) Die mittlere Zone oder das Barackenlager zwischen Hauptchaussee und Lazarethweg. 3) Die hintere Zone der Dependentien oder des Lazareths, zu welcher im grossen Lager als Anhang der äusserste Rayon der Schiessplätze kommt. Jede Zone zerfällt wieder in 3 Linien.

		1. Weg.	
1. Zone:	Soldatenzelte.		1. Linie.
	Officierszelte.		2. „
	Gärten, Turnplatz, Musiker.		3. „
Hauptweg mit Telegraph und Wasserleitung.		2. Weg.	
2. Zone:	Officiersbaracken.		
	Zeughäuser.		1. Linie.
	Soldatenküchen.		2. „
	Soldatentische.		3. „
		3. Weg.	
3. Zone:	Lazareth, Officiersmesse, Bäckerei.		1. Linie.
	Schmiede, Schuppen, Stallungen, Dampfbad, Weiher.		2. „
	Abtritte.		3. „
		4. Weg.	
	Im grossen Lager die Schiessplätze.		

Die beiden ersten Zonen sind durch das ganze Lager nach demselben Typus angeordnet; in dem dritten finden sich Abweichungen verschiedener Art; Officiersmesse und Lazareth finden sich bald grösser, bald kleiner, bald am rechten, bald am linken Ende; zuweilen ist Bäckerei und Dampfbad vereinigt, bald befinden sie sich in der ersten, bald in der zweiten Linie der dritten Zone.

Die Lagerstellen der Artillerie weichen in sofern von denen der Infanterie ab, als jede Batterie hinter ihren Zelten in den Gärten Holzschuppen für die Pferde besitzt. Die Kanonen aber stehen vor dem ersten Frontwege auf dem Rasen in einer Reihe, so dass die Artilleristen aus ihren Zelten gleich weit oder vielmehr gleich nahe zu Pferden und Geschützen haben.

Auf dem Rasen, wo die Geschütze stehen, nur etwas ferner vom Wege, befinden sich auch die Kirchen, deren jede Division eine besitzt. Ein grosses, grünes, roth festonirtes Doppelzelt enthält den Altar und die Requisiten des Gottesdienstes.

Eine Unterbrechung der durchgehenden Anordnung des Lagers geschieht durch die Gruppe der kaiserlichen Zelte. Dieselben befinden sich in der ersten Zone zwischen dem Semenof'schen Regimente und der darauf folgenden Batterie zunächst an der vom Bahnhofe herauffährenden und nach Tsarskoe Selo weiter gehenden Chaussee. Ganz nach vorn gerückt steht das Zelt Sr. Maj. des Kaisers, etwas zur Seite, isolirt, das Sr. kaiserl. H. des Grossfürsten Obercommandanten des Lagers. Hinter dem Sr. Maj. liegen je fünf etwas kleinere Zelte für S. kaiserl. H. den Grossfürst Thronfolger, für S. Exc. den Kriegsminister und die Suite Sr. Maj. des Kaisers.

5. Das Cavallerielager und die Unterbringung der Pferde.

In keinem Puncte hat das Lager von Chalons dem Baron Larrey [1]) so viel zu wünschen übrig gelassen, als in diesem; in demselben aber hat das Lager von Krasnoe Selo durch die allmälige Entwickelung und erfahrungsgemässe Verbesserung einen entschiedenen Vorzug vor dem von Chalons errungen. Früher befand sich jahrelang ein Zeltlager der Cavallerie auf der rechten Flanke des grossen Lagers, wo jetzt die Bahn für die herbstlichen Pferderennen ist. Wegen mehrfacher Inconvenienzen wurde dieses Cavalleriezeltlager im Jahre 1852 abgeschafft, und die Cavallerie sammt der reitenden Artillerie in die umliegenden Dörfer und in das Dorf Krasnoe Selo vertheilt. Der Umkreis, welcher diese Standorte der Cavallerie umspannt, beträgt 240 Quadratwerst. Jedem Regimente ist ein Dorf mit einem gewissen dasselbe umgebenden Rayon und den darin liegenden Gehöften, Stallungen, Wasserbehältern und Brunnen zugetheilt [2]). Die Pferde stehen in den Scheunen und Stallungen der Ortschaften, die Mannschaft wie die Officiere wohnen in den Bauernhäusern. So hat also auch der Soldat nicht von den Schädlichkeiten zu leiden, welche das Zusammencampiren mit den Pferden oder das Aufbewahren der Sättel und des Zaumzeugs im Wohn-

[1]) Cf. Larrey's Rapport über das Jahr 1857. S. 62.

[2]) Der Rayon des L.-G.-Grenadier-Regiments beträgt . . 10 Quadratwerst
„ „ „ „ Ulanen- „ „ . . . . $17\frac{1}{2}$ „
„ „ „ „ Husaren- „ „ . . . . $6\frac{3}{4}$ „
„ „ „ „ Ataman- „ „ . . . . 10 „
„ „ „ „ Kosaken- „ „ . . . . 16 „
„ „ „ „ Dragoner- „ „ . . . . 21 „
die Cürassier-Division steht in Krasnoe Selo und ihr Rayon beträgt . . . . $12\frac{1}{2}$ „
der Rayon der Muster-Escadron beträgt . . . . 1 „
„ „ „ reitenden Artillerie „ . . . . $\left\{ 3\frac{1}{2} „, 4 „, 2 „ \right.$

Vgl. hierzu: „Brix, die kaiserl. russische Armee.“ Berlin 1865. S. 13 u. 14.

zelte für den Mann hat. Hauptwache, Zeughaus, Küche befinden sich in Baracken, welche möglichst im Centrum des Rayons oder des Ortes angebracht sind. Während der Schlussmanöver haben Mannschaft und Pferde doch Gelegenheit, ihre Tüchtigkeit im Campiren unter freiem Himmel zu üben und zu beweisen.

Unter ganz anderen Verhältnissen sind die 289 Grusinischen, Lesgischen Reiter und Kosaken gelagert, welche den Convoi Sr. Maj. bilden. Sie campiren in Zelten, und zwar zunächst dem Zelt- und Barackenlager der Infanterie, auf einem durch die Ligovka, die Chaussee und den steilen Abhang des Dorfes abgegrenzten dreieckigen Raum, welcher von dem kleinen Lager 1 Werst, von dem grossen $1\frac{1}{2}$ Werst entfernt, dem Bahnhofe zunächst liegt. Die Officiere und Junker wohnen in Zelten, die Oberofficiere in Baracken, die nach dem allgemeinen Muster gebaut und aufgestellt sind. Die Pferde sind in Holzbaracken von je 50 Ständen untergebracht; die Officierspferde in völlig verschliessbaren, hölzernen Ställen, die Junkerpferde in Baracken, welche auf zwei Seiten von Leinwandwänden geschlossen sind, so dass die Pferde am Tage und bei gutem Wetter sich gänzlich in freier Luft befinden.

Wenngleich hier die Pferdeställe zwischen den Zelten angebracht sind, so ist doch von jenen bis zu diesen immer ein Zwischenraum von 20 Schritt. Die Düngerstätte, nach welcher täglich einmal der Dünger geschafft wird, befindet sich ausserhalb des bewohnten Lagers. Gegen das übrige Lager aber ist dieses kleine Cavallerielager durch Fluss, Weg und Entfernung vollständig abgeschlossen, so dass auch die Ausnahme noch das Princip der hiesigen Lagerordnung aufrecht erhält, die Cavallerie möglichst von der Infanterie zu trennen. Dass aber die berittenen Bergvölker in Zelten und zunächst ihren Pferden campiren müssen, liegt in der Natur der Sache. Aber auch sie, die geborenen Reiter und Pferdekenner, haben ihre Pferde nicht gekoppelt und bewahren das Reitzeug in der Stallbaracke, nicht aber im Zelte.

Die Trainpferde der Infanterie, deren ungefähr 30 auf jedes Regiment kommen, stehen in Schuppen auf dem dritten Plan in letzter Linie. Die Gespanne der zwischen den Regimentern aufgestellten Batterien stehen in eben solchen Holzschuppen auf der zweiten Linie des ersten Planes, hinreichend entfernt von den Zelten der Mannschaft, dass diese keinerlei Störung oder schädlichen Einfluss erleidet.

Die Holzschuppen für die Artilleriepferde sind folgendermaassen construirt: Auf Holzsäulen, 14 der Länge, 4 der Breite nach, ruht ein hölzernes Dach, dessen Scheitel in die Mittellinie fällt und von einem leichten Balkengerüst getragen wird. Ebenfalls in der Mittellinie wird letzteres von einer dritten Reihe von 14 Säulen gestützt, die zugleich die mittlere Scheidewand bezeichnen. Diese Scheidewand theilt den Stall in zwei Hälften; an ihr sind beiderseits die Krippen angebracht, so dass sich also die Pferdeköpfe von beiden Seiten zugewandt sind. Zwischen den äusseren Holzbalken sind bis zum Drittel ihrer Höhe Rasenwände geführt, zwischen welchen verschiedene Eingänge offen bleiben. In ähnlicher Weise sind die Ställe der Trainpferde construirt.

Die Kosaken haben im Felde eine besondere Art die Pferde zu koppeln. Sie binden ihnen nämlich drei Füsse in der Art aneinander, dass das Thier nicht allzuschwer gehen, dass es dagegen nicht ausschlagen oder davonlaufen kann.

Somit können wir folgende Grundsätze für die Aufstellung der Cavallerie und die Unterbringung der Pferde im Lager von Krasnoe Selo feststellen:

1) Die Cavallerie und die reitende Artillerie sind von der Infanterie gesondert.
2) Die Cavallerie campirt nicht in Zelten, sondern in Dörfern.
3) Die Pferde sind nicht gekoppelt, nicht im Freien, sondern stehen in Holzschuppen.
4) Auch die Pferde, welche als Bestandtheile des Trains und der Artillerie im Zelt- und Barackenlager stehen müssen, sind nicht zwischen den Zeltreihen, sondern davon möglichst entfernt aufgestellt.
5) Pferdegeschirr und Zaumzeug werden nicht im Wohnraum resp. Zelt aufbewahrt.

6. Die Zelte.

Die Soldaten der Infanterie lagern in Zelten, welche in oben beschriebener Weise aufgestellt sind. Dieselben sind viereckige, gewöhnliche Leinwandzelte, von vier in den Boden geschlagenen Eckpfeilern und einem mittleren Pfeiler getragen, an jeder Ecke ausserdem durch Seile an Pflöcken angespannt. Sie haben 7 Schritt im Quadrat und sind mannshoch. Für 15 Mann bestimmt, wird jedoch im Lager ein Zelt von nur 12 Mann bewohnt [1]). Rings herum an den Wänden, $1\frac{1}{2}$ Fuss über dem Boden, führen aus Reisern geflochtene oder hölzerne Pritschen, welche als Bettstellen dienen. Diese bedecken die Soldaten mit Strohsäcken und Leintüchern, und haben entweder ein kleines Kissen oder benutzen ihre Tornister als Kopfstütze. Monatlich erhält der Mann während der Lagerzeit 5 Pfund Stroh. Die Waffen bilden um den Mittelpfeiler auf rundem, hölzernem Gestell eine das Zelt zierende, wenig Platz wegnehmende Pyramide. Zwischen den Lagerstätten und dem Mittelpfeiler bleibt ein ungefähr 2 Fuss breiter Gang zur Bewegung. Umgeben sind die Zelte von Rasenbänken, bis zur Höhe von 1 Fuss, welche gleichsam die Grundmauern bilden. Der Boden ist geglättet und gestampft, häufig mit Brettern bedeckt.

Zwischen den Zelten führen zierliche Wege, Rasenstrecken, und nach dem zweiten Plane zu Birkenpflanzungen. Ein ganzes System von Gräben durchkreuzt die Lagerplätze, indem auf der schiefen Ebene nach vorn in einen tieferen Graben, der längs dem breiten, vorderen

[1]) Ein Zelt gehört für 1) einen Stabsofficier, 2) für 2 Oberofficiere, 3) für 15 Soldaten, 4) für die Dentschicke (Bedienten) des Regiments-Commandeurs, 5) für die Bedienten zweier Stabsofficiere, 6) für die Bedienten von 4 Oberofficieren.

Wege angebracht ist, alle kleineren Gräben münden. Den Terrainverhältnissen und dem System von Gräben verdankt man es, dass alsbald nach dem Regen die eigentliche Lagerstätte von Wasser befreit ist und dass sie selbst in feuchten Sommern nicht eigentlich nass bleibt.

Die Zelte werden gelüftet, indem die den Eingang schliessenden Leinwandvorhänge auseinandergesteckt, oder indem rings herum der unterste Abschnitt der Zeltwände aufgeschlagen wird. Ich habe bei wiederholtem Besuche der Zelte im Sommer 1862 und 1864 bei verschiedenem Wetter und Tageszeiten die Luft in denselben ziemlich gut gefunden, wogegen freilich die Regimentsärzte berichten, dass bei andauernd feuchtem Wetter und der Unmöglichkeit zu lüften die Atmosphäre viel zu wünschen übrig lässt. Durch die oben erwähnte Umfassung mit Rasenbänken ist es unnöthig, den Boden des Zeltes tief auszugraben, was Perier und Roth an denen im Lager von Chalons tadelten.

Während der Manöver dieses Jahres wurde zum ersten Male das Tente d'abris versuchsweise angewandt; bisher hatten die Truppen während dieser 5—8 Tage dauernden Schlussmanöver im Freien übernachtet.

Die Officierszelte sind von derselben Construction und Grösse, wie die der Soldaten, je von einem oder zwei Officieren bewohnt. Im Lager von Krasnoe Seló tritt der letztere Fall, dass nämlich Officiere im Zelte wohnen, darum nur ausnahmsweise ein, weil dieselben die ursprünglich für Officiersküchen bestimmten Baracken gleich hinter dem zweiten Lagerweg inne haben.

Den Officieren wird ein Doppelzelt zuertheilt, oder ist es gestattet, durch Wachstuchfutter die Decke des Zeltes impermeabel zu machen. Die Doppelzelte haben den Nachtheil, selbst wenn sie nur von zwei Personen bewohnt sind, bei erschwerter Ventilation die Luftverderbniss zu begünstigen. Sie eignen sich also noch weniger für den Gebrauch der Mannschaft. Zweckmässig dagegen ist es, das Zeltdach mit Wachstuch zu füttern. Eine ähnliche Variante von Zelten ist das Tente turque, welches in einer doppelten Lage von Leinwand besteht, die aufeinandergenäht ist. Nach Dr. Colmant hat sich diess türkische Zelt in Frankreich bewährt, indem es bei bedeutender Schutzkraft doch leicht gelüftet werden kann.

7. Die Baracken.

Die Baracken haben im Lager von Krasnoe Selo eine bei weitem beschränktere Anwendung, als in dem von Chalons. In letzterem ist eine ganze Division Infanterie in Baracken untergebracht, indess dieselben bei uns nur von den Officieren bewohnt werden und ausserdem alle stehenden Etablissements der Verwaltung und Gesundheitspflege enthalten: Kanzlei, Zeughäuser, Bäckerei, Dampfbad, Lazarethe.

Die Officiersbaracken — auf den Plänen als Officiersküchen angeführt — liegen in erster Linie hinter dem zweiten oder Hauptlagerweg. Zu jedem Bataillon gehören deren 5, welche in Distanzen von $2^1/_2$ Faden von einander stehen. Dieselben sind 2 F. 2 A. lang, eben so breit, nicht ganz 2 F. hoch, enthalten ein grösseres und ein kleineres Zimmer und in einem Anbau einen kleinen Vorplatz. Sie werden von je ein oder zwei Officieren eingenommen; der Regiments-Commandeur hat immer eine eigene, etwas grössere Baracke für sich.

Sie sind aus Brettern construirt und mit Schindeln oder Brettern gedeckt; ein weit vorspringendes Dach sichert rings herum eine relative Trockenheit der Erdoberfläche; vom Boden aus sind sie 1 Fuss hoch mit Rasenbänken umgeben.

Von gleicher Breite, aber fast doppelter Länge sind die Zeughäuser, die, aus Balken und Brettern erbaut, hinter den Officiersbaracken liegen, und deren je drei zu einem Bataillon gehören.

8. Das Dampfbad.

In einem aus Balken ineinandergefügten Holzhause befindet sich das Dampfbad, zuweilen unter einem Dache mit der Bäckerei des Regiments, so dass ein Ofen beide heizt, zuweilen abgesondert in einem einzigen Gebäude. Die russische Sitte bringt es mit sich, jede Woche ein Dampfbad zu nehmen, in welchem der Körper während 15 bis 20 Minuten und länger einem hohen Temperaturgrade ausgesetzt und in Schweiss erhalten, hierauf mit einem Knäuel Bast gerieben, mit Birkenzweigen gepeitscht, mit Seife gewaschen und schliesslich kalt abgespült wird. Durch diese vortreffliche Sitte ist für Reinlichkeit auf's Gründlichste gesorgt, zugleich aber auch die Gesundheit auf's Beste gefördert. Es wird die im Norden wenig begünstigte Hautthätigkeit dadurch künstlich hervorgerufen und regulirt, es werden Hautkrankheiten fast ganz verhütet und selbst geheilt [1]), eine Menge Erkältungskrankheiten abortiv behandelt. Die Soldaten nehmen jeden Sonnabend ihr Dampfbad, werden dazu compagnieweise commandirt, legen im ersten Raume, der nur Bänke an den Wänden enthält, ihre Kleider ab, treten in den geheizten Raum und machen nach einer nicht ängstlich vorgeschriebenen Zeit der folgenden Compagnie Platz. Die Anwendung des Dampfbades ist so in der Volkssitte gewurzelt, dass darüber gar keine Vorschriften nothwendig sind [2]).

Die wesentlichen Bestandtheile des Dampfbades sind: ein Raum zum Auskleiden, ein Raum zum Waschen und Schwitzen; in dem letzten befinden sich zwei Kufen zur Aufnahme des kalten Wassers, mit Leitungsröhren, die dasselbe theils in den Kessel, theils zum Douche- und Regenapparat führen; ein Heerd mit Kessel und einer offenen, mit grossen Feldsteinen gefüllten Röhre (Nische). Wenn diese glühend-

[1]) In keinem Lande der Welt giebt es so wenig Hautkrankheiten, so wenig Krätze speciell, als in Russland.

[2]) Auch in den Standquartieren und zeitweiligen Aufenthalten von Truppenkörpern ist durch Gesetze dafür gesorgt, dass dem Soldaten sein wöchentliches Dampfbad ermöglicht wird.

heiss sind, begiesst man sie mit heissem Wasser, wodurch sich Dampf entwickelt. In dem zum Schwitzen bestimmten Raume befinden sich Stufen, so dass man durch Hinaufsteigen willkürlich sich immer höheren Hitzegraden aussetzen kann. Der Boden des Dampfbades ist mit glatten Brettern gedeckt und mit Abzügen für das Wasser versehen.

Die Officiere haben unter demselben Dache entweder ein eigenes kleineres Compartiment, oder sie baden zu anderen Zeiten in demselben Raume wie die Soldaten, und fügen je nach Wunsch dem einfachen Dampfbade ein Küwe-, Douche- oder Regenbad hinzu.

Das russische Dampfbad, namentlich in seiner einfachen Construction, würde gewiss für die Kasernen und stehenden Lager anderer Armeen empfehlenswerth sein.

Auf dem linken Flügel des grossen Lagers, wo sich auch ausserdem einige allgemein-nützliche Anstalten befinden, ist ein grösseres, gemeinschaftliches Dampfbad errichtet, welches zwei Mal die Woche geheizt wird und den Soldaten des ganzen Lagers als Badelocal dient.

Fügen wir an dieser Stelle noch hinzu, dass auch die Seen inmitten des Lagers reichlich Badegelegenheit bieten, und namentlich der untere mehrere Badehäuser und Badeanstalten für die Mannschaft und die Officiere enthält.

Daselbst befindet sich auch die Schwimmschule, in welcher ausser dem gewöhnlichen Schwimmen auch Schwimmen in voller Kleidung und Bewaffnung gelehrt und wichtige Experimente gemacht werden.

9. Die Latrinen.

Die Latrinen lassen am meisten zu wünschen übrig unter allen Einrichtungen des Lagers von Krasnoe Selo. Zwar liegen sie in gehöriger Entfernung von den eigentlich bewohnten Räumen und in den am häufigsten wehenden Seewinden entgegengesetzter Richtung (S.O.), aber ihre Construction entspricht nicht dem, was neuere Erfahrungen, namentlich der Franzosen in Chalons, der Engländer in Indien, als möglich und passend herausgestellt haben. Hinter Bretterverschlägen befindet sich auf einer Seite für die Officiere, auf der anderen für die Mannschaft ein wagrechtes Sitzbrett auf hölzernen Stützen, mit zwei, respective sechs Ausschnitten zum Sitzen. Die Pissoirs sind einfache Rinnen, die in den gemeinschaftlichen, unter den Sitzen angebrachten Graben führen, welcher den Unrath aufnimmt. Es ist weder ein Apparat zum Bespülen mit Wasser, noch eine Anwendung desinficirender chemischer Präparate eingeführt. Der Unrath wird ungefähr 1—2 Mal die Woche von Colonisten weggeführt.

Ausser diesen allgemeinen Latrinen in der letzten Linie der dritten Zone haben die Officiersmessen ihre eigenen, aus Brettern construirten Abtritte, ähnlich denen, welche in den Dörfern gebräuchlich sind; in den Lazarethen befinden sich die Latrinen an der auf dem Plane mit *i* bezeichneten Stelle.

Wenn man den Einfluss bedenkt, welchen faulende organische

Substanzen auf die Atmosphäre und somit auf die Gesundheit der Menschen üben, wenn man ferner bedenkt, welche Massen Urins und Unraths täglich von 30—70000 Mann abgehen, endlich wenn man bedenkt, dass bei gewissen Epidemien, wie z. B. in Cholera, Dysenterie, die Fäces Träger der Infection sind, so kann es nur als ein dringendes Bedürfniss angesehen werden, die Latrinen einer Verbesserung zu unterziehen. Zwar darf man rühmen, von den bestehenden primitiven Abtritten und der unvollkommenen Art sie zu reinigen bisher keine schlimmen Folgen für den Gesundheitszustand des Lagers beobachtet zu haben. Doch habe ich von verschiedenen Seiten versichern gehört, dass bei Südostwinden die Luft im Lager von den Latrinen her inficirt werde. Ein Uebelstand, der vermieden werden könnte und sollte; dann wäre es nicht gleichgültig im Falle einer herrschenden Cholera- oder Typhusepidemie, und endlich sollte im Allgemeinen ein sonst so musterhaftes Etablissement, wie das Lager von Krasnoe Selo, auch auf diesem Gebiete die Errungenschaften der neueren Erfahrungen und Entdeckungen sich zu Nutzen machen. Wir wollen nur in Kürze erwähnen, was die Franzosen in Chalons, die Engländer in Indien als mustergültig in dieser Beziehung aufgestellt haben.

Roth (a. a. O. S. 16) beschreibt die Latrinen im französischen Lager wie folgt: „Es ist das System der mobilen Latrinen (Fosses mobiles) adoptirt worden. Dasselbe besteht wesentlich darin, dass man die Latrinen erhaben gebaut hat; drei Stufen führen in die Höhe. In einem asphaltirten Fussboden finden sich Löcher, unter diesen Löchern stehen Fässer. Die Rückwand der Latrine besitzt gutschliessende Thüren, durch welche man zu diesen Fässern gelangt. Jeden Tag werden nun diese Fässer von einer Fabrik, welche die Excremente gepachtet hat, abgeholt und durch neue Fässer ersetzt. Dadurch wird die Anwesenheit faulender Excremente unmöglich gemacht. Man bedient sich aber ausserdem eines Desinfectionsverfahrens der Fässer mit schwefelsaurem Eisen, über dessen Art und Weise ich jedoch nichts Genaueres anzugeben weiss, da der Erfinder ein Patent darauf genommen. Es scheint demnach mehr als blosses Einstreuen zu geschehen. Bei den Officierslatrinen, die einzeln verschlossen sind, hat immer je ein Gemach eine Oeffnung; für die Leute waren jedoch mehrere solche Oeffnungen in einem gemeinsamen Raume. Da die Latrinen dem gewöhnlich herrschenden Südwinde entgegen nach Norden liegen, so haben dieselben weder üble Gerüche noch andere Inconvenienzen für das Lager. Die Asphaltböden werden täglich mit Wasser gereinigt.“

Im Hospital des Lagers zu Chalons ist dasselbe System etwas modificirt in Anwendung. Jeder Krankensaal, der übrigens zugleich ein eigenes Gebäude ausmacht, hat an seinem nördlichen Ende einen durch doppelte Thüren vom Saale getrennten hölzernen Ausbau, der zwei Latrinen enthält. Von aussen können diese Ausbaue durch seitliche Thüren geöffnet, die Eisenlösung eingegossen und die Fässer entfernt werden.

Stewart Clark (Practical observations on the Hygiene of the

army in India. London 1864) giebt aus seinen Erfahrungen in Indien, wo die Truppen vielfach in Zelt und Baracken leben, eine Reihe von wichtigen Resultaten in Bezug auf Ventilation der Baracken und Zelte, Drainage des Bodens, Anlage von Gefängnissen und Vervollkommnung der Latrinen. In Bezug auf letztere macht er darauf aufmerksam, wie mit jedem Unwohlsein, namentlich aber bei Cholera und Ruhr, die Excremente abnorm werden. Damit steigert sich die Nothwendigkeit, dieselben möglichst schnell und vollständig vom Lagerplatze zu entfernen oder sie zu desinficiren, also unschädlich zu machen. Fäulniss-verhindernde Mittel kennt man schon lange, aber erst seit einigen Jahren hat man angefangen, antiseptische und zugleich desinficirende Präparate anzuwenden. Dr. Angus Smith, eine der ersten Autoritäten auf diesem Gebiete, hat sich für Acidum carbolicum als das ohne üble Nebenwirkung beste Desinficiens ausgesprochen. Das im Handel befindliche Acidum carbolicum wird bei der Gasbereitung aus Theer gewonnen nach einem von Dr. A. Smith angegebenen Process. Von ihm wurde es als Desinficiens eingeführt; M'Dougall dagegen hat das Handelsproduct eingeführt, welches unter seinem Namen (M'Dougall's desinfecting powder and liquid) verkauft wird. Dasselbe besteht nach seiner Angabe aus zwei Säuren und zwei Basen, Acidum sulphuricum und carbolicum mit Magnesia und Kalk. Der Erfinder hat auf seiner Farm in Carlisle 100 Acker Wiesenland mit Jauche gedüngt und mit seinem Pulver desinficirt, so dass keine Spur von Geruch. Dr. Smith und Stewart Clark haben ebenfalls darauf bezügliche Versuche und Erfahrungen gemacht. Der Letztere berechnet, dass, wenn nach Annahme der Physiologen ein Erwachsener täglich 5—6 Unzen feste Fäces und 30—40 Unzen Urin abgiebt, wenn man also für ein warmes Clima (oder warme Jahreszeit) 40 durchschnittlich annehmen kann, 4000 Unzen auf 100 Mann im Tage kommen.

Nun hat Dr. A. Smith weiter constatirt, dass 1 pCt. Acidum carbolicum genügt, um die Fäulniss zu sistiren, 15 pCt. aber auch den schlimmsten, stagnirenden Unrath zu desinficiren vermögen. Daraus und aus seinen eigenen Versuchen schliesst Clark, dass 3 pCt. des desinficirenden Pulvers genügen, frische Fäces vor Fäulniss zu bewahren. So schlägt er vor, 15 Pfund desselben per Tag für 100 Mann zu gebrauchen, was selbst in Indien nicht höher käme im Tag, als $^1/_6$ oder $^1/_7$ Pfennig für einen Mann.

Nach dem Rapport der Commission zur Verbesserung der Sanitätsverhältnisse in Baracken und Spitälern (S. 90) theilt Clark ferner mit, dass auf 100 Mann nie weniger als 5 Sitze kommen sollten.

Nun hat Clark selbst eine Latrine für Militärlager vorgeschlagen, welche alle Vortheile in sich vereinigen soll. Es existirt in England ein Apparat von Macferlane (Macferlane et Comp., of the Saracen foudery. Glasgow), genannt latrines for public purposes, welcher in englischen Barackenlagern in England, Amerika und im Mittelmeere in Anwendung gekommen und sich bewährt hat, mit gesonderten Sitzen und einer Wasserspülvorrichtung. Diesem hat Clark einen Desinfectionsapparat hinzugefügt, aus welchem die Lösung von M'Dougall gleichzeitig mit dem reinigenden Wasser auf den Unrath in den für Urin und Fäces gemeinschaftlichen Trog geleitet wird. Auch er schlägt vor, unter den Sitzen ein Gewölbe zu bauen oder, wie bei den latrines mobiles, dieselben erhöht zu placiren, so dass unter ihnen ein gemeinschaftlicher Trog den Unrath aufnimmt, der dann täglich weggefahren werden kann.

An dem Acidum carbolicum [1]) hätten wir denn auch das erwünschte Desinfectionsmittel, an dem Clark'schen Apparate die erwünschte Vorrichtung für die Abtritte unserer Hospitäler und Casernen, welche bisher, was Gerüche betrifft, stets zu wünschen übrig liessen.

Seit dieses geschrieben wurde, habe ich in dem Militärhospitale und den Zeltlazarethen zu Stettin das Müller-Schür'sche System in Anwendung gesehen und darin wohl den einfachsten und billigsten derartigen Apparat kennen gelernt, der bis jetzt existirt. Es ist dieses ein von Professor Müller in Stockholm angegebenes, dort auch vielfach practisch eingeführtes, von Dr. O. Schür in Stettin vervollkommnetes Desinfectionssystem. Es beruht wesentlich auf Trennung der flüssigen und harten Auswurfsstoffe und auf Einstreuen von Kohle und Kalk durch eine mechanische Einrichtung. Der Urin aber wird desinficirt, indem man ihn über eigens präparirten Torfgrus fliessen lässt. Sowohl in dem dadurch gewonnenen Torfgrus, als in den mit Kohle und Kalk behandelten Fäces gewinnt man einen leicht transportabeln, geruchlosen und sehr wirksamen Dünger, welcher von Landwirthen oder Düngerfabricanten in bestimmten Zwischenräumen entfernt und dann verwerthet wird. Der Werth der so gewonnenen Dungmittel bezahlt überdiess zum Theil die Kosten der Einrichtung und des Streupulvers. Von letzterem werden 1 Loth auf 1 Person per Tag, also auf 10 Personen im Jahre 100—120 Pfund gerechnet; 100 Pfund aber kosten 25 Sgr. bis 1 Thlr. Das im Uebrigen alte und keineswegs brillante Militärhospital zu Stettin war die erste derartige Anstalt, die mir vorgekommen, wo die Aborte absolut geruchlos waren. In den Zeltlazarethen ebendaselbst standen Nachtstühle nach demselben System eingerichtet, deren Gegenwart mit dem Geruchsorgan keineswegs wahrgenommen wurde, obgleich in jedem Zelte 13 Kranke lagen und die Mehrzahl derselben Typhöse waren.

Noch wäre zu wünschen, dass im Zeltlager der Soldaten besondere Pissoirs angebracht oder während des Nachts Fässer oder anderweitige Urinbehältnisse zwischen den Zelten aufgestellt würden. Bei der nothwendigen Entfernung der eigentlichen Aborte sind die Soldaten

[1]) Das Acidum carbolicum ist das wirksamste Agens im Creosot, welches längst als Antisepticum angewandt wird. Neuerdings hat Dr. Declat, ein französischer Arzt, das Acidum carbolicum, natürlich in ziemlich schwachen Lösungen, da es selbst sehr ätzend ist, als Reinigungsmittel unreiner Geschwüre empfohlen, was ich nachgeahmt und als sehr wirksam erprobt habe. (Ueber Dr. Declat's Memoire vergl. Comptes rendus hebdomadaires de l'Académie des sciences, 1865 Février.)

genöthigt, des Nachts den Urin in der nächsten Umgebung der Zelte auf den Boden zu lassen, wodurch eine Luftverderbniss offenbar begünstigt wird.

10. Gefängnisse.

Larrey's, Stromeyer's, Perier's Verlangen, dass die Medicin zu allen Einrichtungen des Militärwesens ihre Zustimmung zu geben habe, verdient noch in einem weiteren Puncte die grösste Berücksichtigung, nämlich in Bezug auf Gefängnisse.

Durch das auch im Militär eingeführte veränderte Strafverfahren, namentlich nach Abschaffung der Körperstrafe, sind Gefängnisse im Lager nothwendig geworden; denn wir haben nur Strafdienst und Freiheitsstrafen als mögliche Formen der Bestrafung. Letztere hat folgende drei Stufen: 1) Arrest im gemeinschaftlichen Arrestlocale; 2) Einzelhaft; 3) geschärfte Einzelhaft, entsprechend wie im französischen Militär. Das Ganze ist eben im Werden begriffen und eignet sich daher vorläufig noch nicht zur Besprechung an diesem Orte.

11. Die Officiersmessen.

Wie schon erwähnt, liegen die Officiersmessen in der ersten Linie der dritten Zone hinter dem sogenannten Lazarethweg, bald auf der rechten, bald auf der linken Flanke, umgeben von einem geringeren oder grösseren dazu gehörigen Terrain, welches als Blumen-, Gemüse- und Baumgarten verwendet ist. Da die Officiersmessen vom Regimente selbst und aus seiner eigenen Casse aufgeführt werden, so sind sie nicht nach einem Typus, weder an Gestalt, Grösse noch Bauart. Die einen sind älter, die anderen datiren aus neuester Zeit. Alle enthalten einen geräumigen Speisesaal, ein Büffet und, meist in abgesondertem Nebenraume, eine Küche; manche besitzen ausserdem Nebenzimmer zu geselliger Unterhaltung oder Aufbewahrung der Bibliothek. Die einzelnen Regimenter besitzen sehr ansehnliche Bibliotheken, die jedoch nicht constant und nicht in ihrer Gesammtheit mit in's Lager genommen werden. Der Speisesaal öffnet sich gewöhnlich gegen den Garten zu auf eine bedeckte Gallerie oder Veranda, die bei schlechtem Wetter einen geschützten Aufenthalt im Freien gewährt. Das Mittagessen wird dort gemeinschaftlich eingenommen, das Abendessen nach Belieben. Der Morgen- und Abendthee wird zu Hause bereitet, wozu der Samovar die grösste Bequemlichkeit gewährt.

Die Officiere jedes Regiments wählen aus ihrer Mitte einen Bevollmächtigten für das Departement der Küche und der Haushaltung, oder, wie es auf Russisch mit Einem Worte schön bezeichnet wird, einen Chasein, Hausvater. Derselbe führt die Wirthschaft auf gemeinschaftliche Unkosten, miethet Köche und Bediente, besorgt den Keller, überwacht die Lieferungen und den Speisezettel; er beaufsichtigt die Bedienung, nimmt Klagen und Wünsche entgegen, und überwacht die stricte Befolgung des vom Officiercorps selbst gegebenen Reglements.

Er hat zum Beispiel das Recht, auf Einhaltung der festgesetzten Stunde bei den Abendzusammenkünften zu halten, daran zu erinnern und die kleine Geldbusse in Empfang zu nehmen, welche zu Nutzen des Dienstpersonals von den Uebertretern erlegt wird.

Das Mittagessen, ohne luxuriös zu sein, ist sehr anständig und je nach dem Geschmack der Officiere bald mehr nach russischer, bald mehr nach französischer Weise bereitet; Porcellan, Silber, Tischwäsche ist ohne alle Prätension, aber gleichwohl exquisit; die Diener warten bei Tische im schwarzen Frack auf; der allgemeine Eindruck der Mittagstafel nach äusserer Haltung und nach dem dort herrschenden Ton ist der, dass man sich in guter Gesellschaft befindet. Zeitungen, ein Clavier, Schachspiel und (seltener) Karten bietet die Officiersmesse zur Unterhaltung nach Tische. Zwei Mal die Woche spielt die Regimentsmusik im Garten oder Saal während der Nachmittagsstunden und bildet so einen geselligen Mittelpunct für die Officiere. Das Ganze zusammen mit den umgebenden Gärten übertrifft die Officiersmessen im Lager von Chalons in jeder Beziehung, die von der Intendantur nach einem gleichförmigen und höchst einfachen Typus hergestellt werden und der Annehmlichkeit fast ganz entbehren, welche durch eine frische Vegetation geschaffen wird. Dagegen haben wir den Malereien und Fresken von Officiershand nichts an die Seite zu setzen, durch welche einzelne Messen im französischen Lager hervorragen. Von den Messen, wie von ihren Zelten und Baracken der Officiere in Krasnoe Selo ist noch besonders anzuerkennen, dass dieselben mit richtigem Tact und ächt militärischem Sinn alle Schaustellung von Luxus vermieden haben, wie er bei der Nähe der Hauptstadt und dem Reichthum eines grossen Theils derselben so leicht zu beschaffen wäre.

In den Anlagen dem Theater gegenüber befindet sich nahe der Schwimmschule und Badeanstalt ein guter und sehr anständiger Restaurant; im Dorfe selbst einige von geringerer Gattung. Uebrigens gewährt das Netz von Chausseen und Eisenbahnen, welches das Lager mit den Sommerresidenzen, den beliebtesten Landaufenthalten und der Hauptstadt selbst verbindet, hinreichend Gelegenheit, an freien Tagen Excursionen zu machen und Besuche zu empfangen. Auch locken festliche Gelegenheiten von nah und fern ein zahlreiches Publicum in's Lager. Als im Jahre 1864 Se. Majestät aus dem Auslande zurückgekehrt, das Lager besuchte, brachten die Musikchöre aller Regimenter eine Serenade vor dem kaiserlichen Zelte; zu dieser Gelegenheit führte die Eisenbahn mit jedem Zuge ganze Schaaren aus Petersburg und der Umgegend herzu.

12. Soldatenküche und Speiselocal.

In der zweiten Zone hinter den Officiersbaracken und Zeughäusern folgen die Soldatenküchen für jede Compagnie eine; hinter denselben die Esstische. Die Küchen sind hölzerne Baracken, von drei Seiten geschlossen, an der vierten den Esstischen zugewandten Seite offen.

Sie enthalten an der geschlossenen Hauptwand einen grossen, aus Backsteinen gebauten Heerd mit mehreren Kesseln, Bratrohr und allem Zubehör. Die Entfernung von den Küchen zu den Tischen beträgt nur wenige Schritte, so dass die Speisen leicht und schnell an ihren Bestimmungsort gelangen.

In einzelnen Regimentern, z. B. in dem Semenof'schen, sind Küche und Speiselocal in der Art verbunden, dass sie ein gemeinschaftliches Dach haben. Sie bilden ein längliches Rechteck, dessen obere und untere schmale Seite von den Küchen eingenommen wird, indess der grosse, mittlere Raum 3—4 Reihen Tische mit Bänken enthält.

Gewöhnlich sind die Speiseplätze von den Küchen gesondert und dann in den verschiedenen Regimentern in verschiedener Weise eingerichtet. In einzelnen Regimentern sind Tische von Rasen, rechts und links Rasenbänke, oben und unten Tabourets von Rasen aufgeführt, wo die Mannschaft Platz zum Speisen findet. Birkenbäume rings herum gepflanzt gewähren einigen Schutz gegen Sonne und Regen. In anderen Regimentern sind Bretterbänke und Brettertische auf Pfählen befestigt und bieten einen etwas bequemeren, aber ebenfalls nicht überdachten Platz zum Einnehmen der Mahlzeiten.

Gegenüber der Thatsache, dass es zum Wohlbefinden des Menschen beiträgt, wenn er seine Mahlzeiten mit einigem Behagen einnimmt, dass der Soldat, im Falle er durchnässt wird, kein anderes Trockenlocal hat, als das Zelt, in dem er wohnt und schläft, muss man zugestehen, dass beide eben beschriebene Esslocale zu wünschen übrig lassen und dass sie möglichst bald einer besseren Einrichtung weichen sollten. Vor der Durchnässung beim Exerciren und Manövriren kann der Soldat nicht geschützt werden, nicht vor dem Einfluss der Feuchtigkeit im Zelt bei anhaltendem Regenwetter; aber ohne Noth sollte für ihn die Gelegenheit, sich der Nässe auszusetzen, nicht vermehrt werden, und namentlich sollte sein kurzes Mahl ihm auf keinerlei Weise verkümmert werden.

Daher kann die dritte Art Speiselocale als bei weitem vorzüglicher gelten, wo unter einem breiten Holzdach Tische und Bänke aufgestellt sind, so dass die Mannschaft, gegen Regen und Sonne geschützt, ihre Mahlzeit nimmt. Man hat durchgängig beobachtet, dass in diesen Speiselocalen die Soldaten sich behaglicher niederlassen und mehr Zeit auf ihr Essen verwenden. Obgleich in ihrer Lage inmitten der übrigen Anlagen und Etablissements einigermaassen gegen den Wind geschützt, sind doch diese nach allen vier Seiten offenen Hallen zugiger als die ganz im Freien stehenden Esstische. Am meisten dem Zweck entsprechen die oben beschriebenen Speisehallen, wo Küchen und Esstische unter einem Dach und durch die Küchen die obere und untere Wand geschlossen sind. Die Tische und Bänke aus Rasen aufgeführt, welche im Gebrauche sich vielleicht als zu primitiv erweisen, haben dagegen den Vortheil für Kriegszeiten als leicht nachahmbares Beispiel zu dienen. Sie datiren aus der ältesten Zeit, haben also auch ein historisches Interesse. Ueberdiess sind dieselben in der Minderzahl und ist deren Ueberdachung schon projectirt.

13. Die Bäckerei.

Das Brot wird in einem Theil des Lagers von jedem Regiment eigens, und zwar alle Tage frisch gebacken, welches hierzu einen eigenen Backofen hält. Derselbe befindet sich mit der Backstube und der Vorrathskammer zusammen in einer Holzbaracke, welche gewöhnlich in der dritten Zone steht. Bald ist die Küche, bald das Dampfbad mit derselben vereinigt, so dass die Heizung doppelten Zwecken dient. Die zweite Division hat sich vereinigt ihr Brot gemeinschaftlich backen zu lassen und besitzt zu diesem Zwecke am östlichen Ende des grossen Lagers eine grosse Backanstalt, wo nach dem Espinasse'schen System Brot gebacken wird; dasselbe System, welches auch im Lager von Chalons eingeführt ist. Im französischen Lager wird immer für zwei Tage gebacken, indess in Krasnoe Selo der Bedarf für Einen Tag geliefert und somit immer frisches Brot gegessen wird.

14. Die Nahrung.

Das Getreide zum Brotbacken und Bereiten der Grütze wird aus den Militärmagazinen geliefert [1]). Die Beschaffung der übrigen Hauptnahrungsmittel ist Lieferanten anvertraut, welche unter sorgfältiger mehrfacher Controle stehen, so dass sie weder unregelmässig noch schlechte Artikel liefern können. Auch sind notorisch die Provisionen niemals ausgeblieben und die Speisen der Soldaten qualitativ ausgezeichnet. Das Fleisch wird zum Theil täglich frisch aus der Stadt herbeigebracht, theils aber auch aus einem Schlachthause geliefert, welches gegen Norden vom Lager zwischen Eisenbahn und Chaussee liegt. Die von demselben etwa ausgehenden Effluvien können höchstens das zunächst liegende Lager des Convoi's Sr. Maj. und auch nur bei Nordwind treffen. Zur Controle des dort geschlachteten Viehes werden abwechselungsweise die Veterinärärzte commandirt.

Wie genau die Controle des Fleisches respective der Nahrungsmittel überhaupt ist, beweist folgende Einrichtung. Jede Compagnie wählt einen Artelschik, einen bevollmächtigten Oeconomen, welcher das von dem Lieferanten Gebrachte in Empfang nimmt, alles Nöthige einkauft und dem Koch übergiebt. Die oberste Controle führt der Compagniechef; das Fleisch, welches allabendlich gebracht wird, controlirt ausserdem der Dujour-Officier und der Arzt, welche es so oft zurückweisen und durch Besseres ersetzen lassen können, bis es ihnen vollkommen gut dünkt.

Ausserdem geschieht es häufig, dass irgend einer der höheren Vorgesetzten, dass selbst Seine Majestät das Essen der Mannschaft kostet.

Das nächst dem Fleisch wichtigste Nahrungsmittel, **das Brot**, wird täglich im Lager frisch gebacken, ist schwarz, kräftig, fast durchgängig von ausgezeichneter Qualität und weit besser als z. B. das preussische Commisbrot. Weisses Brot erhalten nur die Kranken und

[1]) $2\frac{1}{2}$ Garnetz im Monat für einen Mann. — 1 Garnetz ungefähr 4 preussische Metzen.

die Officiere. Aber auch diese ziehen das schwarze vor. Das Soldatenbrot ist übrigens nicht anders als das nationale Schwarzbrot, welches auch auf dem Tische des Reichen nicht fehlt. Ausser der Nahrhaftigkeit hat dieses etwas rauhe Brot die gute Eigenschaft die Zähne ausserordentlich rein zu erhalten. Der russische Soldat besitzt daher durchschnittlich (wie auch der russische Bauer) sehr reine weisse Zähne, wie sie trotz der obligaten Zahnbürste der französische Soldat (cf. Roth a. a. O.) selten aufzuweisen hat [1]). Die Ration ist 3 russische Pfund ($2^1/_2$ Zollpfund) [2]).

Das Mittagessen wird um 2 Uhr gereicht. Dasselbe besteht aus 1 Pfund Fleisch, meist Rindfleisch, selten Schweinefleisch, aus der nationalen, mit Bouillon gemachten, sauren Kohlsuppe (Schtschi), welche durch ihre Consistenz und Geschmack Suppe und Gemüse zugleich vertritt, und aus einer Portion Grütze. Letztere wird aus verschiedenen Arten von Körnern bereitet, vorzugsweise aus Buchweizen, selten aus Gerste, und ist nicht unähnlich dem Habermus der Schwaben und Schweizer. An Fasttagen wird mit Kartoffelsuppe, Erbsensuppe und Schtschi abgewechselt.

Zum Abendessen, welches um 7 Uhr eingenommen wird, erhalten die Soldaten Suppe und Grütze. Während gewöhnlich nur diese beiden Mahlzeiten statt haben, so wird an Tagen, wo Manöver, Exercitien oder Paraden das Mittagessen voraussichtlich verzögern, ein warmes Frühstück gekocht, bestehend aus Suppe mit Rindfleischstücken und Grütze (R. Machotin's Taschenbuch S. 337). Wie ich mich wiederholt überzeugt habe, ist das Essen schmackhaft und gut [3]). Die Zusammensetzung lehnt sich an die herkömmlichen Speisen des gemeinen Mannes und entspricht übrigens allen Anforderungen der Diätetik. Brot und Grütze vertreten die Cerealien, Fleisch und Bouillon die stickstoffhaltigen Proteïnverbindungen, Schtschi und Kartoffeln die Gemüse.

[1]) Damit will ich übrigens keineswegs als ein Gegner besagter Zahnbürsten erscheinen. Vielmehr dürften dieselben in allen europäischen Armeen einzuführen sein.

[2]) Poggiale, Pharmacien inspecteur in Paris, hat folgende Tabelle über die verschiedenen Brotarten zusammengestellt, welche die Soldaten verschiedener Armeen erhalten:

Staaten:	Stickstoff enthalten in 100 Kilogr. getrockneten Brotes:	Stickstoffhaltige Substanzen:
Frankreich	2,26	14,69
Baden	2,24	14,56
Italien	2,19	14,23
Belgien	2,08	13,52
Holland	2,07	13,45
Würtemberg	2,06	13,39
Oesterreich	1,58	10,27
Spanien	1,57	10,20
Preussen	1,12	7.26

[3]) Dass auch auf dem Marsche die Nahrung der Soldaten sorgfältig bereitet und qualitativ gut zu sein pflegt, hatte ich 1863 in Polen bei verschiedenen Truppenkörpern zu beobachten Gelegenheit.

Ich füge diesem Capitel noch die officielle Tabelle bei, nach welcher die Nahrung für den einzelnen Mann berechnet werden kann. Sie umfasst die verschiedenen Nahrungsmittel für 150 Mann, welche eine Rotte (Compagnie, Escadron oder Bataillon) ausmachen.

Tabellarische Uebersicht der für die Nahrung von 150 Mann berechneten Lebensmittel.

Man rechnet 196 Fleischtage und 169 Fastentage im Jahre.	Fleischessen.	Fastenessen.	
	Schtschi und Grütze auf 196 Tage.	Schtschi und Grütze auf 117 Tage.	Erbsen und Grütze auf 52 Tage.
	Quantität.	Quantität.	Quantität.
Rindfleisch	1 Pud 35 Pfd.	—	—
Kerbel	—	12 Pfd.	—
Kohl	5 Wedro.	5 Wedro.	—
Erbsen	—	—	16 Garn.
Haberkörner	3 Garn.	5 Garn.	2 Garn.
Mehl	8 Pfd.	8 Pfd.	—
Lauch	1½ Garn.	2 Garn.	3 Garn.
Pfeffer	12 Sol.	12 Sol.	12 Sol.
Lorbeerblätter	12 Sol.	12 Sol.	—
Fastenfett (Pflanzenöl)	—	3 Pfd.	3 Pfd.
Wasser	25 Wedro.	25 Wedro.	25 Wedro.
Grütze	—	—	—
Buchweizenkörner	12½ Garn.	12½ Garn	12½ Garn.
Butter	7 Pfd.	—	—
Oel	—	5 Pfd.	5 Pfd.
Salz	20 Pfd.	20 Pfd.	20 Pfd.

Im ganzen Jahre werden auf den Mann 25 Feldbecher Branntwein gerechnet. (80 Feldbecher machen ein Wedro.)

15. Die Getränke.

Ausser den erwähnten Wasserbecken, welche die drei Seen bilden, entspringt eine Anzahl herrlicher Quellen an beiden Ufern des oberen See's, welche das nöthige Trinkwasser für das Lager liefern. Die zunächst lagernden Truppen besitzen Brunnen; in das gesammte übrige Lager wird durch eine am südlichen Ende des grossen Lagers errichtete Dampfmaschine das Quellwasser versendet. Die Wasserleitung geht zwischen der ersten und zweiten Zone des Lagers, dicht neben dem grossen Lagerweg und zunächst vor den Officiersbaracken durch das ganze Lager und füllt für jedes Bataillon eine grosse überdachte, theilweise in die Erde eingelassene Kuve mit dem nöthigen Wasservorrath. Ueberdiess besitzt jedes Regiment die hier zu Lande üblichen Wasserfuhrwerke (ein Fass auf einspännigem Wagen), welche aus den Seen jede erforderliche Quantität Wasser herbeischaffen können.

Von künstlichen Getränken erhält der Soldat den landesüblichen Kwas, eine Abkochung von Malz, welcher Pfeffermünz zugesetzt ist, also eine Art Bier mit geringem Alkoholgehalt, von Geschmack säuerlich bitter und leicht aromatisch; es gilt für antiseptisch, ist dem Magen zuträglicher als blosses Wasser und in hohem Grade durststillend. Nach dem hier herrschenden Landesbrauch gestattet man in der Hitze lieber Kwas als Wasser, reicht ihn gern in Fiebergegenden oder Scorbutischen. Dieses gesunde, billige und allgemein beliebte Getränk erhält der Soldat à discretion; auch für die Officierstische und Krankenhäuser ist es allgemein adoptirt.

Branntwein wird nur ausnahmsweise, nach besonderen Anstrengungen oder bei festlichen Gelegenheiten auf Befehl eines Oberen vertheilt. Alsdann erhält der Soldat je einen Feldbecher voll, deren 80 auf ein Wedro gehen. Branntwein darf nicht im Lager verkauft werden. Dagegen spielt bei den russischen Truppen der Branntwein in der Reconvalescenz nach Krankheiten und bei der Behandlung des Scorbuts eine bedeutende Rolle. Auf dem Marsch hat jeder Officier, welcher selbstständige Truppentheile commandirt, das Recht, bei kaltem oder nebligem Wetter der Mannschaft Schnaps reichen zu lassen.

Ein wichtiges, beliebtes Getränk bei den russischen Truppen ist der Thee. In allen nördlichen und Küstenländern ist der Thee Volksgetränk geworden. Nur hier in Russland habe ich gesehen, wie er überdiess als Wärmemittel, als Schutzmittel, als Hülfe zur Verdauung, als Complement des Essens dient. Und dass er zu jeder Zeit, an jedem Orte und für Jedermann ein leicht zu beschaffendes Getränk ist, bedingt der Samovar[1]), der Selbstkocher, wie die russische Theemaschine genannt wird. Derselbe ist eigentlich ein kleiner portativer Ofen, dessen

[1]) Der Samovar ist im Wesentlichen so construirt: Ein cylindrischer eiserner Kohlenbehälter, nach unten ausgedehnt, nach oben in einen Schornstein (Schlot) verengt, hat unten einen Rost, unter demselben einen Aschenbehälter, und ist umgeben von einem metallenen Mantel, in welchem je nach der Grösse Raum für 10 — 20 — 40 Tassen ist. In den Cadettenchören und bei den Regimentsmusikern hat man Samovare, die bis 6 Wedro fassen können. Nachdem der äussere Hohlraum mit Wasser angefüllt ist, legt man in das Innere des eisernen Cylinders auf den Rost Kohlen und facht dieselben in Gluth. Der Wasserbehälter wird nach oben durch einen Metalldeckel geschlossen, aus dessen Mitte der Schlot herausragt. Da sich zwischen Wasser und Feuer nur die Wände des eisernen Cylinders befinden, dieser aber central in der Wassersäule steht, so kocht begreiflicher Weise das Wasser rascher, als unter irgend anderen Verhältnissen. Aus einem vorn und unten angebrachten Krahnen lässt man das Wasser heraus, kann aber nachfüllen und auf diese Art in kurzer Zeit bedeutende Quantitäten heissen Wassers produciren. Oben auf der Oeffnung des Cylinders kann man Milch oder andere Flüssigkeiten erwärmen, Brot rösten, im Wasserbehälter kann man Eier kochen, so dass hier wirklich ein leicht transportabler Heerd mit der Theemaschine verbunden ist. Welche Bedeutung es für Gesundheit, Reinlichkeit und Wohlbehagen hat, sich im Felde stets mit Leichtigkeit heisses Wasser verschaffen zu können, leuchtet von selbst ein. Die Officiere pflegen Morgens und Abends, manche wohl auch nach Tische Thee zu trinken; die Mannschaft verschafft sich diesen Genuss Abends. Dann sieht man sie wohl zu mehreren

Mantel ein Wasserbehälter. Derselbe kann überall aufgestellt und augenblicklich zum Kochen gebracht werden. Einen Samovar besitzt jeder Officier, der ihn im Lager, auf Märschen, im Kriege nie verlässt; fast jeder Unterofficier, fast jeder verheirathete Soldat hat seinen eigenen. Der gemeine Soldat bereitet sich übrigens in Ermangelung eines Samovars auch in blechernen Caffeekannen seinen Thee, und die Compagnien besitzen zu dem Zweck, heisses Wasser zu bereiten, einen Messenkessel oder einen gemeinsamen Samovar. Es ist der Samovar eine höchst zweckmässige und nachahmungswerthe Erfindung, die sich besonders für das Soldatenleben auch anderer Länder empfiehlt. Uebrigens ist der Thee in der Armee nicht officiell. Kranke und Verwundete erhalten auf Verlangen Morgens und Abends Thee.

Der Caffee, der in der französischen Armee eine so grosse Rolle spielt, existirt so gut wie gar nicht in der unsrigen. Dass der Arzt ihn im Hospital verschreiben kann, beweist keineswegs das Gegentheil.

Der Wein kommt nur in der Apotheke und in dem Speiselocal der Officiere vor.

16. Die Kleidung der Soldaten.

In der Kleidung der russischen Soldaten begegnen wir neben dem allgemeinen Typus der Uniformirung einer gewissen Mannigfaltigkeit, wie sie theils nationalen (Kosaken, Grusen, Lesgier), theils climatischen, theils historischen (das Paul'sche Regiment, die Scharfschützen der kaiserlichen Familie) Besonderheiten entspricht.

Die allgemein verbreitete Kopfbedeckung ist eine Mütze, nicht unähnlich dem französischen und dem österreichischen Käppi. Dieselbe müsste für das nördliche Clima als zu leicht angesehen werden, wäre

hinter den Zelten unter den Bäumen auf dem Rasen um einen Samovar gruppirt, aus dessen Schlot der Dampf steigt. Einer nach dem Anderen füllt sich seine Theekanne aus dem Krahnen der Theemaschine, und nun sitzen sie behaglich umher, den warmen Thee schlürfend, sei es um sich abzukühlen in grosser Hitze, sei es um sich zu erwärmen bei frischer Abendluft. Der Samovar stellt den eigenen Heerd dar, vereinigt und macht gemüthlich, so dass oft Gesang und Frohsinn diese Theegelage begleiten. Da Sahne (Rahm) als Zuthat zum Thee gar keine conditio sine qua non ist, sondern derselbe auch mit einer Citronenscheibe oder blos mit Zucker vollkommen erscheint, so ist es klar, wie leicht der Militär sich diesen Genuss verschaffen kann. Nicht nur im Lager, mehr noch im Felde bewährt der Samovar seine allseitige, durch nichts ersetzbare Brauchbarkeit, wovon ich mich im Jahre 1863 in Polen zu überzeugen Gelegenheit hatte. Es traf sich dort zuweilen, dass bei mehrtägigem Marsche zwar für die Mannschaft hinreichend gesorgt war, die Officiere sich aber ohne Essen befanden, indem ihre mitgenommenen Vorräthe zu Ende waren und in den von Freund und Feind oft heimgesuchten Ortschaften nichts zu bekommen war. Wir wären manchmal ohne etwas Warmes schlafen gegangen und ausmarschirt, hätte uns nicht der Samovar einige Gläser heissen Thee's geliefert. Gelang es aber, noch etwas Brot und Milch oder Eier aufzutreiben, so bereiteten wir uns an den unwirthlichsten Stellen eine ganz befriedigende Mahlzeit mit Hülfe des Samovar, der, nachdem er uns gedient, noch von der Mannschaft in Anspruch genommen wurde.

nicht der Baschlik eingeführt und besässe man nicht in der Wattirung ein Mittel, im Winter die Kopfbedeckung warmhaltend zu machen. Früher hatte der russische Soldat im Allgemeinen, jetzt nur noch der Cavallerist, in den Ohrlappen ein Schutzmittel gegen Kälte. Dieselben bestehen aus zwei schwarztuchenen, wattegefütterten, nach oben durch gekreuzte Schnüre verbundenen, unter dem Kinn mit einer Hafte verschliessbaren Tuchlappen, welche unter der Mütze getragen werden, natürlich nur bei hohen Kältegraden. Als weiteren Schutz gegen Regen, Wind und Kälte besitzt die russische Armee seit einigen Jahren den Baschlik, ein dem Nationalcostüm der Bergvölker entnommenes Kleidungsstück; eine Capuze aus Cameelhaaren, tief genug, den Kopf sammt Mütze und den Hals zu bedecken. Dieselbe läuft nach unten in zwei längliche Lappen aus, lang genug, um auf der Brust gekreuzt und auf dem Rücken gebunden zu werden. Beim Ausmarsch hat der Mann die Capuze flach auf dem Rücken hängen, die Enden unter den Achselklappen durch nach vorn gezogen und über der Brust gekreuzt. So ihn zu tragen ist die Norm; ausser dem Dienst tragen ihn Officiere und Soldaten mit allerlei Variationen. Der der Soldaten ist rauhhaarig, der der Officiere feiner. Im Ganzen bestehen sie aus impermeablem Zeug, welches den Regen mehr ablaufen als durchdringen lässt.

Die Scharfschützen der kaiserlichen Familie, ein zur Zeit des orientalischen Krieges geschaffenes Corps, tragen eine leichte, der russischen, nationalen Kopfbedeckung nachgeformte, halb hohe, oben viereckige, unten pelzumfasste Mütze, die leicht, national und kleidsam ist.

Das Paul'sche Regiment hat für gewöhnlich die allgemein übliche Mütze, für Paraden aber den Paul'schen Kiver, die alte Grenadiermütze; eine runde Tuchmütze ohne Schirm mit senkrecht aufsteigendem diademartigem, metallenem Fortsatz über der Stirn, hinten schräg abgeschnitten, die weder schützend noch bequem ist, aber brillant aussieht und historische Bedeutung hat.

Die schwere Garde-Cavallerie hat für gewöhnlich die frühere Militärmütze mit breitem Boden und abwärts geneigtem Schild beibehalten. Zur Parade trägt sie den metallenen Helm mit dem Adler darauf. Auch hier wie in anderen Armeen macht man die Beobachtung, dass diese Kopfbedeckung das Kahlwerden begünstigt.

Zum Paradeanzug tragen die Kosaken ihren leichten, nationalen Kiver (Lederczako), sonst auch die dem Käppi ähnliche Mütze. Die zum Convoi Sr. Majestät gehörigen Kosaken und Bergvölker tragen die Lammfellmützen, die im Kaukasus allgemein und dort der Hitze wegen die einzig mögliche Tracht ist.

Der Rock ist allgemein in der russischen Armee eingeführt, und zwar mit bis gegen das Knie reichenden Schössen, mit zwei Reihen Knöpfen und auf der Brust über einander gehenden Klappen. Er ist von gutem, derbem Tuch gemacht, hinlänglich weit und bequem sitzend, so dass der Körper seine natürliche Gestalt behält und alle Bewegungen frei sind. Durch die Länge des Rocks sind Unterleib und Schenkel bedeckt, durch den doppelten Brusttheil die Brust hinlänglich gegen Kälte geschützt, was für die Gesundheit der Truppen von grosser Wichtigkeit ist.

Die Kosaken tragen einen Rock, Kasakin, welcher durch eine Reihe Haften auf der Brust geschlossen, faltig vom Gürtel abwärts, weit und rückwärts nicht gespalten, um 2 Werschock über das Knie herabreicht.

Die Schützen der kaiserlichen Familie, deren Uniform überhaupt das nationale Costüm als Vorbild diente, haben einen dem Kaftan nachgebildeten sehr kleidsamen und zweckmässigen Rock, der vom Halse zur Brust à shawl über einander geht, so dass Brust und Leib von doppeltem Tuch bedeckt sind. Er reicht bis gegen die Knie, und wird um den Leib durch einen rothen wollenen Gürtel gehalten.

Die Lesgier und Grusen tragen über eine Art von Jacke, welche dem Kasakin ähnlich gemacht ist, einen Rock mit geschlitzten Aermeln.

Die Bekleidung der unteren Extremitäten sind tuchene, lange, weite Beinkleider, besonders weit bei den Kosaken und Scharfschützen der kaiserlichen Familie. Bei den letzteren stecken sie in hohen, bis zum Knie reichenden Stiefeln.

Alle Truppen marschiren auf feuchtem Terrain oder bei Regenwetter mit in die Stiefeln gesteckten Hosen. Da die Stiefel durchgehend hoch hinaufreichen, oben einen zierlichen Ausschnitt haben und die Mannschaft, schon weil es nationale Sitte ist, wohl versteht, die Beinkleider in den Stiefeln zu befestigen, so macht es einen degagirten Eindruck und sieht bei weitem besser aus, wie wenn die Soldaten anderer Armeen mit aufgeschürzten Beinkleidern marschiren. Zugleich ist es entschieden practisch, indem der Mann leichter schreitet und die Beinkleider an ihrem unteren Abschnitt vor Durchnässung bewahrt werden.

Ein sehr wichtiges Kleidungsstück der russischen Soldaten ist jener graue grobe Mantel, welcher in der Schlacht an der Alma die Engländer so sehr in Erstaunen setzte [1]). Aus starkem, etwas langhaarigem Tuch von mausgrauer Farbe verfertigt, bis über die Knie reichend, gleicht derselbe am meisten einem Sackpaletot. Hinreichend weit um über einen vollen Anzug übergezogen zu werden, kann er durch eine Schnur in der Taille verengert werden. Dieser Paletot dient im Kriege als Mantel, Morgenrock, Bettdecke, Schirm gegen Regen; bei kühler Witterung wird darin marschirt; im Lager müssen die Posten und die wachthabende Mannschaft um 9 Uhr Abends nach gegebenem Zeichen den Mantel anlegen; ist die Uniform durchnässt, und erlaubt die Witterung keine Leinwandkleidung, so dient der Mantel als Aushülfsanzug. Kingloke erwähnt, dass im Krimfeldzug die Officiere im Schutz dieser grauen Mäntel von der Mannschaft nicht zu unterscheiden waren und daher von den feindlichen Scharfschützen nicht konnten auf's Korn genommen werden.

[1]) Kingloke, The invasion of Crimea. London 1864.

Während in der französischen Armee die leinenen Beinkleider ganz abgeschafft sind, trägt sie die Mannschaft im Lager fast ausschliesslich, obgleich sie die ganze wollene Uniform ebenfalls bei sich hat. Ausserdem besitzt jeder Soldat einen kurzen Leinenrock, Kittel genannt, in welchem die kleinen Uebungen, das Turnen, die Arbeiten des Waschens, Pflanzens u. dgl. vorgenommen werden. Zur Cholerazeit war eine wollene Leibbinde obligat.

. Keine Armee besitzt so vortreffliche Fussbekleidung wie die russische. Anerkannt ist, dass man in Russland eine ganz besondere Art, das Leder zu bereiten, hat. Aus diesem weichen und dauerhaften Leder sind die Stiefeln mit einer gewissen Zierlichkeit gearbeitet; die zur Hälfte der Wade hinaufreichenden Schäfte sind oben weit, umfassen dagegen den Knöchel enger; die Mannschaft, damit bekleidet, sieht gut aus und marschirt vortrefflich. Auch sind Excoriationen, Wunden und Beulen an den Füssen durch Druck und Scheuern der Stiefel bei dem russischen Soldaten ein verhältnissmässig selteneres Vorkommen. Ausser den gewöhnlichen Stiefeln besitzt der Mann ein Paar zum Knie hinaufreichende Juchtenstiefeln für Strapazen.

Der Fuss wird mit Fusslappen bekleidet und eine grosse Sorgfalt darauf gewandt, dass diese geschickt und zweckmässig angelegt werden.

17. Kleidung, Bewaffnung und Bepackung [1]).

Ich lasse hier noch eine Uebersicht des vollständigen Equipement eines russischen Soldaten folgen, eine Uebersicht nach Gewicht und nach Gegenständen. Wenn der Soldat vollständig gekleidet und ausgerüstet dasteht, wie er in's Feld, in's Lager, zur Parade marschirt, so wiegen Kleidung, Waffen und Bepackung 1 Pud $35^{11}/_{12}$ R. Pfund oder $75^{11}/_{12}$ R. Pfund, und zwar vertheilt sich diess Gewicht auf die einzelnen Gegenstände in folgender Art:

	Pud	Pfund
Käppi mit Wappen und Federbusch	—	$^{1}/_{2}$
Patrontasche mit 60 Patronen	—	$7^{1}/_{2}$
Bandelier der Patrontasche und des Säbels . . .	—	$1^{1}/_{2}$
Tragriemen des Tornisters	—	$1^{1}/_{3}$
Seitengewehr (Tessack) mit Scheide	—	$3^{1}/_{3}$
Gewehr mit Zubehör: Bajonnet, Ladstock. . . .	—	12
Tornister	—	$7^{1}/_{2}$
Die in oder auf demselben befindlichen Gegenstände:		
Ausserhalb: der eiserne Becher	—	$1^{1}/_{2}$
der Paletot (um den Tornister herumgelegt)	—	10
Innerhalb: 2 Leinwandhemden	—	2
1 Paar Tuchhosen	—	$3^{1}/_{2}$
1 Paar Stiefel	—	$4^{1}/_{3}$

[1]) Der russische Soldat erhält jedes Jahr 2 Hemden in Natur, für ein drittes Geld, alle 2 Jahre 1 Montur, alle 2 Jahre 1 Baschlik, 2 Paar Stiefel und Halbsohlen alle Jahr. — Im Winter trägt der Soldat Fausthandschuhe von schwarzem Soldatentuch.

	Pud	Pfund
Unterhosen und Fusslappen	—	$1\frac{1}{2}$
Bürsten	—	1
Uniform mit Sommerhosen	—	$4\frac{1}{3}$
Messer und Scheere	—	$\frac{3}{4}$
Kamm und Spiegel.	—	$\frac{3}{4}$
Schraubenzieher für's Gewehr	—	$\frac{1}{3}$
Baschlik	—	1
Der Tschako, Kiver oder was sonst für besondere Kopfbedeckungen ausser der Mütze vorhanden sind, hier als Beispiel der Paul'sche Kiver	—	$2\frac{1}{2}$
Brot für 3 Tage	—	9
Summa . .	1	$35\frac{11}{12}$

Da die gesammte Infanterie der Armee und der grösste Theil der Garde-Infanterie ausser der Mütze keine Kopfbedeckung hat, so fallen die $2\frac{1}{2}$ Pfund für aussergewöhnliche Kopfbedeckung durchschnittlich weg. — Beim Ausmarsch in's Lager haben die Soldaten nur Brod für Einen Tag aufgepackt, so dass diese 9 Pfund auf 3 zu reduciren sind. Es bleibt demnach 1 Pud $27\frac{5}{12}$ Pfd. als Gesammtgewicht des gewöhnlichen Equipement übrig.

18. Dienst und Zeiteintheilung im Lager.

Stunden, Tage und Wochen sind nicht in der Art, wie im französischen Lager, zum voraus auf's Genaueste geregelt und eingetheilt. Zu Anfang der Lagerzeit erscheint ein Befehl S. k. H. des Grossfürsten Corpscommandanten (1864 am 24. Mai), in welchem in allgemeinen Zügen die Uebungen der Truppen vorgeschrieben sind, unter ausdrücklichem Hinzufügen, dass die speciellen Anordnungen von den speciellen Chefs zu machen sind.

Der dem Dienst gewidmete Tag ist für die Truppen ungefähr so eingetheilt, dass sie um 6 Uhr aufstehen. Davon machen eine Ausnahme die Tage, wo Morgens Schiessübungen nach der Scheibe vorgenommen werden, indem man zur Vermeidung des blendenden Sonnenlichts schon um 5 oder gar 4 Uhr schiessen lässt; ferner die dienstfreien Tage, wo die Mannschaft sich ausschlafen darf. Gewöhnlich fangen die Exercitien um $\frac{1}{2}$ 7 Uhr an und dauern 2 Stunden; um 11 Uhr ist Mittagessen, dann Rast und freie Zeit, Abends von 5 Uhr an Exercitien, Schiess-, Turn-, Fechtübungen. Die Artillerie hält ihre Schiessübungen vorzugsweise Abends um 5 Uhr, sonst auch Morgens. Das Nachtessen, für 7 Uhr angesetzt, wird nicht selten verspätet. Um $\frac{3}{4}$ 9 Uhr ist Appel; um 9 Uhr wird die Allarmtrommel geschlagen; von da ab verlässt die Mannschaft ihre Lagerplätze nicht mehr. Doch ist es ihnen nicht verwehrt, bis 11 Uhr aufzubleiben, zu plaudern, zu singen etc. Sonn- und Feiertage sind dienstfrei; jeder grösseren Uebung, Manöver, Trevoga (Allarm) folgt ein Rasttag. Jeden Sonntag ist Messe in den als Kirche dienenden Zelten; nach derselben zuweilen Kirchenparade in den einzelnen Regimentern.

Der Tagesdienst wird in jeder Compagnie von einem Unterofficier und zwei Soldaten gemacht, im Bataillon durch einen Officier der niederen Charge, im Regiment durch einen Compagniechef, in der Division durch einen Oberst, im ganzen Lager durch einen General, der für diesen Tag die Aufsicht über alle Truppen führt und die Maassregeln zur Aufrechterhaltung der Ordnung in beiden Lagern zu treffen hat.

Das Programm der Uebungen im Lager für das Jahr 1864 war im Allgemeinen so: Von der Ankunft der Truppen im Lager bis zum 25. Juni Schiessübungen nach Augenmaass in Scharfschützen-, Linien- und Jäger-Bataillonen und auf unbestimmte Entfernungen in Linien-Compagnien. An den von Schiessübungen freien Tagen Exercitien-Manöver von Compagnie gegen Compagnie, zweier Compagnien gegen zwei Compagnien, dann von Bataillon gegen Bataillon, von Regiment gegen Regiment. Vom 25. Juni bis 5. Juli Manöver von Truppen aller drei Waffengattungen in geringer Zahl. Vom 5. Juli an Uebungen divisionsweise. Vom 27. Juli bis 4. August grosse Manöver zwischen Krasnoe Selo, Peterhof und Lapuchinka. Am 6. Juli war grosser Zapfenstreich aller Musikchöre zur Begrüssung Sr. Maj. des Kaisers bei seiner Heimkehr vom Auslande; am 12. Juli nächtlicher Allarm (Trevoga) mit darauf folgendem Manöver. Am 24. Juli Feier der Pacification des Kaukasus, am 8. August Schlussparade.

Im Jahre 1865 hatten die grossen Manöver vom 30. Juli bis 3. August an der Newa statt, welche auf einer Pontonbrücke überschritten ward. Es ist Sitte, dass bei diesen Schlussmanövern zwei Heerführer von Sr. Maj. dem Kaiser alljährlich berufen werden, die beiden Hälften der Truppen zu commandiren und Freund und Feind vorzustellen. 1865 waren es S. k. H. der Grossfürst Nicolai Nicolajewitsch und General Baron Korf aus Warschau. —

Um einen Begriff zu geben, was eine Trevoga, eine Allarmirung des ganzen Lagers bedeutet, lasse ich die Beschreibung der am 10/22. Juli 1865 stattgefundenen folgen: In jenen Tagen befand sich Se. königl. Hoheit der Prinz von Würtemberg als Gast Sr. Majestät im Lager und hatte zu verschiedenen Malen verschiedene Truppenabtheilungen inspicirt, so am Morgen des 10/22. Juli. Es rechnete also an diesem Tage Niemand auf die Trevoga, welche übrigens nur während des Aufenthalts des Kaisers im Lager vorkommt und welcher die gesammte Mannschaft mit Spannung und Ungeduld entgegen sieht. Sie kann zu jeder Stunde des Tages und der Nacht eintreten; der Kaiser allein aber bestimmt den Zeitpunct und giebt das Zeichen. Am 10. Abend $\frac{1}{2}$ 7 Uhr musterte der Prinz von Würtemberg und der Grossfürst Nicolai das Semenof'sche Garde-Infanterie-Regiment und das Bataillon der kaiserlichen Scharfschützen auf dem Marsfeld, als plötzlich ein Kanonenschuss und eine Rakete, vom Avantgardenlager aus losgebrannt, das Zeichen zur Trevoga gaben und auch schon Se. Majestät, nur von einigen Adjutanten begleitet, auf dem Marsfelde erschien. Sogleich schlossen sich ihm die beiden Prinzen mit ihrem Stabe an; die Zeltreihen belebten sich, die Soldaten kleideten und waffneten sich, die Artilleriepferde wurden angeschirrt, vor die Kanonen gelegt. Aus dem kleinen Lager der Bergvölker erschienen an der Seite des Kaisers zwei Trompeter, die 62 Signale blasen können und bei solcher Gelegenheit als Organ dienen, den entferntesten Truppenkörpern die Befehle des Kaisers zukommen zu lassen. Schon formirten sich die Linien vor der Lagerfront, schon begannen die Regimenter sich in Bewegung zu setzen, als der Convoi Sr. Majestät, die 290 berittenen Lesgier, Grusen und Convoikosaken in gestrecktem Galopp herbeisprengten, die Ersten auf dem Platz. Sie erhielten eine Ordre und verschwanden, die weite Ebene des Marsfeldes durchreitend, an dessen Horizont. Zugleich rückte die Cürassierdivision in geschlossenen Colonnen aus dem nahen Krasnoe Selo heran, die Infanterie-Regimenter kamen, je nach der Entfernung ihres Standortes, rascher oder weniger rasch herbeimarschirt; der Boden erdröhnte unter herbeieilenden Batterien, die theils zunächst aus dem Avantgarden- und Hauptlager, theils aus fernen Standquartieren auf das Marsfeld eilten. Zugleich erschienen an den äussersten Grenzen dieses weiten Manövrirfeldes da und dort die am weitesten stationirten Cavallerie-Regimenter, sprengten herbei bis zu Sr. Majestät, dessen Suite sich unterdessen immer mehr vergrössert hatte und begaben sich eben so eilig in ihre Stellungen. Diess Alles war in unglaublich kurzer Zeit geschehen. Jedes Regiment war von einem Arzt und einem Krankenwagen begleitet. Die gesammte Truppenmasse wurde in zwei feindliche Armeen getheilt, von denen eine die im Süden des Marsfeldes gelegenen Hügel und Wälle zu vertheidigen, die andere zu nehmen hatte. Angriff, Gefecht, Weichen, Verfolgung zogen sich auf jener weiten Ebene stundenlang hin und es war schon spät, als der Kaiser das Zeichen des Endes gab. Hierauf durchritt er mit seinem Stab die Regimenter, jedes einzeln mit Namen anrufend und grüssend und von ihnen mit Hurrah empfangen. Es mag wohl gegen 11 Uhr gewesen sein, als die letzten Truppen in der lichten Dämmerung, die in jenen Breiten die Sommernacht bedeutet, in ihre Quartiere einrückten. Den folgenden Tag war Rasttag und erhielt jeder Soldat eine Geldbelohnung von Sr. Majestät.

Eine solche Trevoga gehört zu den schönsten militärischen Schauspielen, die überhaupt gesehen, ja gedacht werden können.

19. Die dienstfreie Zeit.

Wenn die Soldaten vom Dienste frei sind, geniessen sie einer grossen Ungebundenheit. Sie können spazieren, schlafen (in den Zelten und ihren Gärten), rauchen, spielen, Besuch empfangen, mit Erlaubniss in die benachbarten Orte gehen oder selbst Urlaub nach Petersburg erhalten. Unzuverlässigen wird solche Erlaubniss nicht ertheilt. Da ein nicht unbedeutender Theil der älteren Soldaten verheirathet ist, so haben die Frauen das Recht, auf ganze Tage zu Besuch in's Lager zu kommen, dürfen dagegen weder darin übernachten, noch in nächster Nähe derselben dauernd wohnen. Wie schon erwähnt, ehren die Soldaten ihre Gäste durch Theegelage im Zelt oder im Freien und verstehen auch ohne solchen Anlass die Theekanne zum Mittelpunct behaglicher Gruppen auf dem Rasen unter den Birken zu machen. Fast jedes Regiment oder Bataillon hat irgend einen Künstler im Schnitzen oder überhaupt in mechanischer Kunstfertigkeit, der während des Lagers seine Abtheilung mit einer complicirten, mehr oder weniger comischen Wetterstange schmückt, an welcher Figuren durch den Wind in Bewegung gesetzt werden, indess sie sich nach der Richtung des Windes dreht. Als gemeinschaftliche Unterhaltung lieben unsere Soldaten Wurfspiele nach Knüppeln oder Knochen, die in gegebener Ordnung aufgestellt und durch geschickte Würfe heraus geschleudert werden.

Das kaiserliche Theater in den Parkanlagen mitten zwischen beiden Lagern giebt während der Lagerzeit wöchentlich 1—2 Mal Vorstellungen, ist also ein erwünschter Erheiterungsort. Selbst Theater zu spielen, einen Tanzboden aufzuschlagen um da zu tanzen, Laufspiele zu treiben, wie es von den Franzosen im Lager von Chalons und im wirklichen Krieg erzählt wird, liegt nicht in dem Naturell noch in den Sitten des russischen Soldaten. Aber der Gesang ist bei ihnen heimisch. Sie stellen sich alsdann in einen engen Kreis herum, einer macht den Vorsänger, der Chor fällt ein und begleitet. Zum Schluss tanzt wohl ein und der andere in dem kleinen Kreise herum, aber nicht moderne Tänze, sondern zum Tact des Liedes eine Schlusstour ihrer hinreissend bewegten Nationaltänze. Wenn sie von Exercitien oder Manövern kommen, die Gewehre und Mützen mit Grün geschmückt, geht fast vor jedem Regiment ein solcher Vorsänger und Vortänzer, der unermüdlich seine erheiternde Rolle durchführt, oft eben so lang rückwärts, d. h. mit dem Regiment zugewandtem Gesicht, als vorwärts marschirt und tanzt und dabei mit den ersten Reihen zusammen nationale Lieder singt.

20.. Die Sanitätsanstalten.

Die im Lager erkrankten Soldaten werden je nach der Art der Erkrankung in den Regimentslazarethen, in dem Hospital zu Krasnoe Selo behandelt oder in die Militärspitäler der Stadt übergeführt. Letzteres ist der Fall mit allen chronischen und mit den ansteckenden Kranken, so werden namentlich die Syphilitischen, die mit acuten Exanthemen, mit Krätze Behafteten, die Augenkranken in die Stadt geschafft. Damit verhütet man eine allgemeinere Verbreitung ansteckender Krankheiten im Lager und hält die dort befindlichen Anstalten möglichst frei für die darin aufzunehmenden Fälle. Unter den Chronischen werden nur die Scorbutischen im Lager behandelt.

a. Die Lazarethe.

Die Lazarethe sind wesentlich Ambulancen, Aufnahmslocale, wo die Kranken untersucht und für eine weitere Unterbringung designirt werden, wo ihnen eine erste Hülfe zu Theil wird. Dann dienen sie als Beobachtungslocal zweifelhafter Fälle während der ersten 24 Stunden und endlich als Behandlungslocal für die leichtesten Krankheiten, die eine Entfernung aus dem Regiment nicht wünschenswerth erscheinen lassen und eben so für exquisit schwerere Fälle, wo durch den Transport dem Kranken geschadet werden könnte oder zur schleunigen Hülfeleistung Zeit verloren ginge.

Jedes Regiment, eben so jedes der drei Schützen-Bataillone, hat sein eigenes kleines Lazareth, so dass sich im ganzen Lager 18 Lazarethe befinden, 9 im grossen, 9 im Lager der Avantgarde. Ausserdem hat jede der drei Kriegsschulen ihr eigenes kleines Lazareth, welches jedoch mit anderen Räumlichkeiten unter einem Dach und kein eigenes Haus bildet, wie die Lazarethe der Regimenter. Diese, theils aus älterer, theils aus neuerer Zeit stammend [1]), sind bald geräumiger, bald kleiner, doch nach einem allgemeinen Typus gebaut. Wie schon bemerkt, liegen dieselben in der dritten (von uns angenommenen) Zone, in einem Garten in der Nähe des Fahrwegs, welcher hinter dem Speiselocale der Soldaten vorüber das ganze Lager durchschneidet. Der Zugang zu denselben ist demnach auch für Fahrzeuge vollkommen möglich. Vor dem Lazarethe sind Blumenbeete, rings herum Laubholzpflanzungen, so dass die Convalescenten einen schattigen und geschützten Spaziergang in nächster Nähe haben. Die Lazarethe [2]) sind viereckige Holzgebäude, 11 Faden und 2 Arschin lang, nicht ganz 3 F. 2 A. breit, oder, wenn wir die rings herum laufende Holzgallerie mit rechnen, etwas über 12 F. 1 A. lang und 4 F. 1 A. breit, 3 F. 1 A. hoch. Die vordere Front, an welche zuweilen die Lazarethküche angebaut ist, hat mit dieser eine Breite von 5 F. $2\frac{1}{4}$ A. und überragt also den Körper des eigentlichen Lazareths um 2 F. Der Boden des eigentlichen Wohnraums liegt 1 A. über dem Erdboden; durch eine Holztreppe gelangt man von aussen und unten an den mittleren Eingang *a*, welchem der Eingang zum Krankensaal *b* und der mittlere Gang des Saales *c* entspricht. Von dem äusseren Eingang führt nach beiden Seiten eine hölzerne Gallerie *d*. Zwischen dem vorderen Abschnitt der Holzgallerie und dem Krankensaal befinden sich zu beiden Seiten zwei längliche, halbgrosse Räume, links das Wohnzimmer des Arztes *e*, rechts das Stübchen des Feldscheers *f* und die Apotheke *g*.

Die Seite *CD* des Lazareths ist dem vorderen des Lagers, die Seite *AE* dem hinteren Theile zugekehrt; damit übereinstimmend liegt an der Rückseite ein Ausbau *E*, in welchem sich die Lazarethküche *h* und die Abtritte *i* befinden. Durch die Thür *b* tritt man in den

[1]) Ein Theil derselben datirt noch aus den 20er Jahren, während andere, wie das des Schützen-Bataillons der kaiserlichen Familie, erst im letzten Jahrzehnt erbaut sind.

[2]) Ich lege der Beschreibung einen Plan aus dem Jahre 1837 zu Grunde. Die Abweichungen davon sind nicht wesentlich, obgleich die neuesten Lazarethe natürlich nach neueren Plänen construirt sind.

Krankensaal selbst, der 9 F. lang, 3 breit und 2 hoch ist. Die Höhe (= 14 Fuss) entspricht vollkommen derjenigen, welche auch die neuesten Autoritäten, wie Stromeyer (a. a. O. S. 9) u. A., für einen Krankensaal in Anspruch nehmen. Während in der Mitte ein 1 F. 1 A. (= 9½ Fuss) breiter Gang frei bleibt, stehen zu jeder Seite 17 Betten in der Art, dass das Kopfende gegen die Wand, das Fussende gegen das Zimmer gekehrt ist. Demnach kommt auf den Kranken 800 Cubikfuss Luft. Man ersieht also, wie planmässig und zweckentsprechend die Lazarethe vor 30 Jahren angelegt wurden. Je zwei Betten sind in der Mitte aneinandergerückt, während auf der einen Seite ein Nachttischchen den Intervall von dem nächstfolgenden Bette bezeichnet. Am Ende des Ganges *c* gegenüber der Thür befindet sich der Kamin *k*, an einer oder auch beiden Seitenwänden sind je 5 Fenster so hoch angebracht, dass sie über das Niveau der Betten enden. Indem sich weder der Thür gegenüber ein Fenster befindet, noch die Fenster bis zur Höhe der Betten herabsteigen, ist aller Zug vermieden. Sie haben keine künstliche Ventilation; bei gutem Wetter stehen die Fenster offen, bei schlechtem können die Kamine geheizt werden.

Die Bettstellen sind von Holz, mit Oelfarbe gleich den Tischen angestrichen, die Böden mit Farbe gemalt, die Wände theils tapeziert, theils einfach beworfen und gestrichen. Das Bettzeug besteht aus einem Strohsack und einer Strohmatratze, zwei Kissen, einer wollenen Zudecke und zwei Betttüchern.

In der Apotheke befinden sich die gebräuchlichsten Heilmittel, theilweise schon dosirt; sonst wird die Receptur von dem Feldscheer besorgt. In der Apotheke steht auch der Verbandkasten mit Charpie, Leinwand, Binden, Tourniquet, kleines Besteck und Amputationsbesteck.

In jedem Lazareth wohnt ein Arzt, während zuweilen ein zweiter ein Zelt oder eine Baracke inne hat. Hierzu hat einer der Regimentsärzte die Bemerkung gemacht, dass man dem Arzte nur selten eine Baracke abtritt, und dass im Allgemeinen für Placirung der Aerzte im Lager herzlich schlecht gesorgt sei.

Eine Art Uebergang zu den eigentlichen Krankenanstalten bilden die Standquartiere für die sogenannten Schwachen oder Schwächlichen. Jedes Regiment besitzt eine Anzahl von Leuten, die als Convalescenten oder aus irgend einem Grunde geschont werden müssen, die weder als chronische Kranke in die Stadthospitäler, noch als acute in die Lazarethe gehören, die aber den Dienst nicht thun sollen. Diese werden unter der Bezeichnung Schwache oder Schwächliche in besonderen Commandos zusammengehalten und denselben im Umkreise des Lagers Bezirke angewiesen. Jedes Regiment hat einen solchen Bezirk für Schwache. Daselbst bleiben sie den Regimentern nahe und geniessen in Dienstfreiheit Landluft und Landleben, bis sie gesund sind und in Activität zurücktreten können. Diese Einrichtung ist eben so schonend für die Mannschaft, als zweckmässig, die Ueberfüllung der Lazarethe mit Kranken und des Lagers selbst mit störenden Personen zu verhüten. Es besteht dieselbe zum Nutzen des Lagers schon seit drei oder vier Jahrzehnten; ganz neuerdings ist im Zeltlager etwas Aehnliches eingeführt worden, nämlich drei Standorte für leichte Kranke, die in Zelten behandelt werden können. In der Nähe eines Lazareths an drei verschiedenen Puncten des Lagers befinden sich ein bis drei Zelte, in welchen ganz leicht Erkrankte behandelt werden, oder wo eine Anzahl Convalescenten unter ärztlicher Aufsicht ihrer Genesung obliegen [1]).

Jedem Convalescenten nach einer schweren Krankheit wird, wenn er das Hospital verlässt, ein vom Oberarzte unterzeichnetes Schreiben mitgegeben, wodurch er in seiner Truppenabtheilung zu einer Erholungsfrist von 3 Tagen bis zu einer Woche berechtigt ist.

b. Das Hospital [2]).

Im Innern des Dorfes Krasnoe Selo, zwischen der Kirche und den kaiserlichen Villen, liegt das **Hospital** mit Kanzlei, Apotheke, Küche, Wohnung des Oberarztes und des Verwalters, mit Gärten und Laubpflanzungen. Dieses ist das Centralkrankenhaus für alle Truppen des Lagers, wird nur für die Sommerzeit eröffnet und nimmt nur acute Kranke auf. Auch von den acuten nur solche, welche von Anfang an einen hohen Grad von Erkrankung versprechen oder nach 24stündiger Beobachtung in den Regiments-Lazarethen eine gefährliche Erkrankung befürchten lassen. Es sind also in diesem Hospital die bedeutendsten Krankenfälle concentrirt. Das Hospital ist von mässiger Grösse und vermag nur 120 Kranke zu beherbergen. Es zerfällt in ein nach der Landstrasse zu stehendes älteres und ein dem Bergabhang näher liegendes neueres Gebäude; beide sind Holzconstructionen, einstöckig, das erstere Hochparterre, das zweite Parterre. Uebrigens sind sie nicht, wie die anderen Baracken, von Brettern, sondern nach dem Beispiel der russischen Holzbauten aus Balken gebaut, beworfen und ange-

[1]) Eine sehr interessante Anwendung der Zelte zur Aufnahme von Kranken sah ich in Stettin im Herbst 1865. Auf dem kurzgeschorenen Rasen der Festungswälle waren zwei Doppelzelte aufgeschlagen, die als Lazarethe für Militärkranke eingerichtet waren. Jedes Zelt enthielt 13 Betten, je mit einem Nachttischchen, eine metallene Badewanne, einen Nachtstuhl nach dem **Müller-Schür**'schen System und einen gewöhnlichen Tisch. In einem dritten kleinen Zelte wohnen die Krankenwärter. In diesen Zeltlazarethen wurden mehrere Monate hindurch bis Ende September **acute Kranke** behandelt, und zwar mit gutem Erfolge, ausser einem mit acutem Rheumatismus afficirten Soldaten, der erst im Hospital wieder besser wurde. Die Mehrzahl der Kranken waren Typhöse, die nach Dr. **Brand**'s Methode (Die Hydrotherapie des Typhus. Stettin 1861) beinahe mit Ausschluss aller Arzneimittel durch Wasser (hauptsächlich Uebergiessungen) und Luft behandelt wurden, und zwar mit so gutem Erfolge, dass die Dauer der Krankheit wie der Reconvalescenz durchschnittlich abgekürzt war, und von 45 Kranken nur 2 gestorben sind, diese aber in Folge von Complicationen.

[2]) Vgl. den Bericht von Dr. **Wilczkowski** über die Ergebnisse des Jahres 1857 in diesem Hospitale, welcher abgedruckt ist in dem militär.-medicin. Journal vom Jahre 1857. Th. 70. 2. S. 56.

strichen, so dass sie den Anforderungen eines Sommerhospitals durch ihre Construction genügen würden. Das vordere Gebäude, von beiden Seiten durch hohe Sträucher und Bäume allzusehr beschattet, zugleich alt, etwas winklig gebaut, ist düster und entspricht wohl den Anforderungen, die mit Recht an ein Hospital gestellt werden, nicht mehr. Diess ist nicht zu verwundern, da es schon über 30 Jahre gedient hat. So viel ich weiss, ist es auch zum Abbruch und Neubau designirt. Dasselbe enthält eine Anzahl von Sälen und kleinen Zimmern für die Kranken, das Dujourzimmer, die Kanzlei. Das hintere etwas neuere Gebäude enthält nur zwei Säle, jeden zu 20 Betten. Dieses Haus ist der Sonne und frischer Luft viel mehr zugänglich, ist trockner, wohlerhalten.

Innere und chirurgische Kranke sind gesondert. Zur Isolirung einzelner Fälle hat man stets Zelte bereit, welche im Hospitalgarten aufgeschlagen werden und wo mit Gangrän, Pyämie etc. Behaftete hin verlegt werden. Für Officiere bestehen 10 Betten in eigenen Zimmern des vorderen Hauses. Doch steht es den Officieren frei, sich in ihren Wohnungen behandeln oder nach der Stadt bringen zu lassen, oder sie erhalten Urlaub, je nach der Art der Krankheit. Beide Abtheilungen des Hospitals enthalten hölzerne Bettstellen [1]), die ähnlich ausgestattet und placirt sind, wie in den Lazarethen. Ueberhaupt entspricht die Einrichtung der der Lazarethe. Ventilation hat das Hospital ausser durch Fensteröffnen und Oefenheizen keine. Gleichwohl ist die Luft nicht schlecht, vielleicht in dem Vordergebäude etwas feucht, die Reinlichkeit musterhaft.

Die Wäsche wird ganz nach Gutdünken des Arztes gewechselt und es giebt darin keine Beschränkung. Denn abgesehen davon, dass jedes Bett, sobald es frei wird, frisch überzogen werden und einmal die Woche Bett- und Leibwäsche allgemein erneuert werden muss, wird jeden Morgen dem Abtheilungsarzt nebst den Recepten, dem Speisezettel etc. auch ein Wäschezettel zum Ausfüllen und Unterschreiben vorgelegt. Auf diesem Zettel sind in verschiedenen Rubriken die Wäschestücke gedruckt und der Arzt braucht nur die Zahl des Nöthigen dahinter zu setzen und zu unterzeichnen. Gegen Abgabe dieses Wäschezettels an den Commissär, der die Wäsche beaufsichtigt, erhält die Abtheilung so viel Leintücher, Hemden etc., als sie bedarf. Verwundeten, Operirten und Anderen, die es bedürfen, kann auf diese Art täglich frische Leib- und Bettwäsche verschafft werden. Zugleich steht der Verbrauch der Wäsche unter einer nicht mühsamen Controle des Arztes.

Die Küche befindet sich in einem eigenen Gebäude im Hofraum des Hospitals. Die Speisen werden von militärischen Köchen zubereitet, und zwar vortrefflich, wie in den meisten unserer Hospitäler und Soldatenküchen. Man hat hier wie in allen unseren Militärkrankenhäusern 3 Portionen für die Kranken. Die erste oder volle Portion ist

[1]) Seit 1865 sind die hölzernen Bettstellen durch eiserne ersetzt.

der der gesunden Soldaten gleich: 3 Pfd. Brot, 1 Pfd. Fleisch, Schtschi und Grütze; eingetheilt wie jene in Fasten- und Fleischportionen. Nur giebt es hier noch eine dritte Art, nämlich die antiscorbutische erste Portion, wo dem Schtschi Pfeffer, Meerrettig, Lauch und andere Gewürze zugesetzt sind und wo als Gemüse rohes Sauerkraut mit Zwiebeln, Lauch, Meerrettig und Essig täglich gereicht wird, eine Diät, welche jede antiscorbutische Behandlung begleitet. Zu jeder Art erster Portion gehören 4 Pfd. Kwas per Tag. Die zweite Portion besteht aus 2 Mal täglich Suppe und $1\frac{1}{4}$ Pfd. Weissbrot; sie zerfällt wieder in Fasten- und Fleischportion. Die dritte Portion oder Diät hat 2 Mal täglich Hafersuppe und $\frac{1}{2}$ Pfd. Brot; und einmal im Tag Thee. Die dritte Portion kann nach Gutdünken des Arztes als Hafersuppe, Kartoffelsuppe, Griessuppe (Manna), Pflaumensuppe, als gekochte Milch (4 Pfd.), als rothe Grütze (Kissel) verabfolgt werden.

Ganz verschieden von diesen Portionen ist die Officiersportion, die übrigens auch für die kranken Soldaten verschrieben werden kann. Sie enthält ausser Fleischsuppe noch Coteletts mit Kartoffeln, Braten, Griesbrei (Mannagrütze); dazu Weissbrot und Kwas. Ueberdiess steht es dem Arzte frei, diese ursprünglichen Portionen zu variiren und Eier, Hühner, Compotte nach Bedürfniss zu verschreiben.

Jeder neu eintretende Kranke erhält eo ipso die dritte Portion für die ersten 24 Stunden. Soll er mehr haben, so bestimmt es den nächsten Morgen der Abtheilungsarzt. Scorbutische enthalten alsbald antiscorbutische Portion, dazu meist $\frac{1}{2}$ Citrone und häufig aromatischen Branntwein. Officiersportion giebt man ausnahmsweise Kranken und Convalescenten, die eine stärkende Diät brauchen, aber nicht die massige erste Portion vertragen. Das Schwarzbrot der letzteren ist es jedoch, was die Leute mehr lockt und reizt, als selbst die Officiersportion. Mancher Kranke macht Recidive oder intercurrirende gastrische Störungen durch, weil er sich für Geld und gute Worte von Anderen Schwarzbrot eingehandelt hat.

Das Essen ist gut; das Material erster Qualität, die Zubereitung schmackhaft und aufmerksam, auch die Zusammenstellung der Speisen zweckmässig. Auszusetzen ist nur, dass die Kartoffeln verhältnissmässig viel gereicht werden. Freilich sind sie bei der Bevölkerung sehr beliebt und als Fastenspeise wichtig. Wie sie aber dem Gesunden im Uebermaasse nicht zuträglich sind, so noch weniger dem Kranken. Wenn sie vollends missrathen, wie in den letzten Jahren, so sind sie positiv schädlich; wir, mehrere Aerzte, glauben beobachtet zu haben, dass unsere Kranken durch Kartoffelgenuss Verdauungsstörungen erlitten. Es dürfte wohl ein weniger stabiler Artikel in der Krankenkost unserer Hospitäler sein (die Officiersportion hat immer gebratene Kartoffeln), wenigstens im Sommer, während die alten Kartoffeln nicht mehr, die neuen noch nicht gut sind.

Auch für die Kost haben unsere Militärkrankenhäuser ähnliche gedruckte Formulare (wie für die Wäsche), welche alle Morgen vom Abtheilungsarzt ausgefüllt und unterschrieben werden. Auch bestimmt der Arzt, welche Kranke Fastenspeisen bekommen dürfen, welche nicht. Besonders kann vorgeschrieben werden Milch, Rothwein, Branntwein, aromatischer Branntwein, Citronen, letzteres Beides als Bestandtheil der antiscorbutischen Diät. Kwas, Klukwalimonade (Potus Vaccinii Oxycocci), Brotwasser, Zuckerwasser, Waizenabkochung, wirklicher Thee kann als Getränk verschrieben werden. Die Medicin bereitet ein eigens nach Krasnoe Selo abcommandirter Apotheker mit seinem Gehülfen. Er verabfolgt auch die Citronen, den Wein, den Branntwein, die Extramilch. Die Apotheke nebst Wohnung des Apothekers befindet sich in einem eigenen kleinen Nebengebäude des Hospitals im Hofraum.

Das Hospital hat einen Oberarzt (vom Medicinal-Inspector des St. Petersburger Militärbezirks ernannt) — der seine Wohnung in einem Flügel des Hospitals besitzt — und 3—4 zucommandirte Ordinatoren, deren jeder eine Abtheilung versieht, und welche abwechselnd mit einander dujouriren. Morgens 8 Uhr macht der Oberarzt die Visite durch das ganze Haus, wobei ihm die Abtheilungsärzte ihre Kranken vorführen; Abends wird die Visite wiederholt. Der Dujour-Arzt bleibt 24 Stunden im Hospital anwesend, schläft und speist im Dujour-Zimmer, wo zugleich auch ein Officier den Dienst hat; und wird nach 24 Stunden von einem anderen abgelöst. Seine Functionen sind: Aufnahme der Kranken, Ueberwachung der Krankenpflege, Controle der Provisionen und ihrer Zubereitung, Empfang der militärischen Besuche. Da es nicht selten geschieht, dass Se. Maj. der Kaiser oder Ihre k. H. die Grossfürsten das Militärkrankenhaus besuchen, so hat der Dujour-Arzt immer in voller Uniform zu sein. Er unterzeichnet den täglichen Rapport über die Bewegung und den Stand der Kranken im Hospital und hat ihn immer zur Hand, daraus etwaigen competenten Besuchern zu rapportiren. Die Einrichtung einer solchen Dujour oder 24stündigen Dienstzeit ist übrigens nicht blos dem Hospital des Lagers eigenthümlich, sondern allen unseren Militär- und Civilhospitälern. Als Krankenwärter dienen Soldaten; diesen sind Unterofficiere vorgesetzt; sie alle zusammen stehen unter dem Commando des Verwalters (Smatrital), der eine militärische Charge hat (Major, in grösseren Krankenhäusern Oberst). Die Ordinatoren wohnen in gemietheten Quartieren im Orte, erhalten aber eine Extrawohnungvergütung.

Wenn die Soldaten geheilt das Hospital verlassen, so werden sie wieder in ihre Kleidung und Wäsche gekleidet, erhalten ihr Besitzthum an Uhr, Geld etc., was unterdessen aufgehoben war, zurück und werden dann von dem dienstthuenden Officier und Arzt inspicirt und gefragt, ob sie keine Klagen anzubringen haben, ob sie ihr Besitzthum zurück erhalten, und können also bei dieser Gelegenheit ihre Reclamationen machen.

Das Hospital wird stets eröffnet, sobald die ersten Mannschaften zur Errichtung des Lagers nach Krasnoe Selo commandirt werden, also ungefähr in der Hälfte Mai. 1864 war der Tag der Eröffnung der

12. Mai, 1865 der 8. Mai, 1857 der 22. Mai. Im Herbst bleibt es noch einige Wochen nach Aufhebung des Lagers in Function. Da alsdann keine neue Kranken mehr eintreten, hängt es von dem Zustande der vorhandenen Kranken ab, wann diese transportirt und das Hospital geschlossen werden kann. 1857 war diess der Fall am 15. September, 1862, als ich dort zucommandirt war, am 19. August, 1864 am 30. August, 1865 am 1. September. — Bordelle, wie im Lager von Chalons, sind nicht eingerichtet.

c. Das ärztliche Personal.

Zu jedem Infanterie-Regiment der Garde gehören 4 Aerzte, 1 älterer und 3 jüngere (Regimentsarzt und Bataillonsärzte); jedes Cavallerie-Regiment hat 1 älteren, 1 jüngeren, jedes Schützen-Bataillon und jede Brigade hat 1 älteren und 1 jüngeren Arzt. Dieses ärztliche Personal begleitet nun nicht vollständig die Truppen in's Lager; bei den Stadthospitälern bleibt ein Arzt, häufig der Oberarzt zurück; im Lager pflegen bei jedem Regiment 2, bei den kleineren, selbstständigen Truppenabtheilungen je 1 Arzt zugegen zu sein. Aus diesem Grunde ist die Anzahl der Aerzte im Lager unbestimmt. Zu den Exercitien und kleinen Uebungen, wie zu den grösseren Manövern pflegt stets ein Arzt das Regiment zu begleiten; er hat bei sich einen Krankenwagen, einen Verbandkasten, mit kleiner Apotheke, Besteck, Binden und Schienen; zu den grossen Manövern ausserdem einen Feldscheer. Den grossen Schlussmanövern wohnt der Corps-Doctor und Inspector des St. Petersburger Militärdistricts bei, welcher auch für das Medicinalwesen des Lagers oberster Vorstand ist; an ihn gehen die täglichen Rapporte über die Krankenbewegung und von ihm gegengezeichnet an Se. Maj. den Kaiser und an Se. k. H. den Grossfürst, Obercommandanten des Lagers. Er besucht die Krankenanstalten des Lagers und begleitet die Truppen zu den grossen Manövern, bei welcher Gelegenheit auch ein fliegendes Lazareth in einem benachbarten Orte eingerichtet wird.

Im Jahre 1864 waren im Lager anwesend:

Der Corps-Doctor und Inspector des St. Peterburger Militär-Districts		1
In der Garde-Infanterie	ältere Aerzte	4
	jüngere	15
In der Garde-Artillerie	ältere	2
	jüngere	2
In der Garde-Cavallerie	ältere	8
	jüngere	5
In den Kriegsschulen ältere		1
Im Hospital zu Krasnoe Selo	Oberarzt	1
	Aerzte	6
In der Infanterie und der Artillerie der Armee	ältere Aerzte	5
	jüngere	7
	Zahl der Aerzte im Lager	57

Denselben beigegeben sind Feldscheere, niedere Chirurgen, welche die Verbände besorgen, Schröpfköpfe, Blutegel setzen, Aderlässe machen, die Medicin besorgen, kurz den sogenannten niederen Dienst versehen, im Lager aber zugleich die Receptur der nicht schon bereiteten Arzneien zu besorgen haben. Sie sind Zöglinge der Cantonistenschule, welche sie mit 13—14 Jahren verlassen, hierauf in einer der 12 (zu Petersburg, Moskau, Warschau, Kiev, Kasan) Feldscheerschulen einen dreijährigen Cursus durchmachen und nach bestandenem Feldscheerexamen einem Hospital oder Regiment als jüngerer Feldscheer zucommandirt werden. Nämlich auch hier unterscheidet man ältere und jüngere, oder was dasselbe, Ober- und Unterfeldscheer. Der ältere Feldscheer hat mehr Gehalt und kann es zu einem Rang bringen. Zu jedem Infanterie-Regiment gehören 5 (1 älterer, 4 jüngere Feldscheere), zu jedem Schützen-Bataillon, zu jedem Cavallerie-Regiment 3 (je 1 älterer, 2 jüngere). Doch gehen auch diese nicht alle mit; die Stadthospitäler bedürfen stets einen oder zwei, so dass im Lager gewöhnlich 2 Feldscheere einem Lazarethe zucommandirt sind.

Durch diese Einrichtung, dass wir die Feldscheere in ausgiebiger Anzahl besitzen, sind die eigentlichen Krankenwärter von geringerer Bedeutung. Als solche werden Soldaten zucommandirt. Ausser der erforderlichen Anzahl von Feldscheeren und Hospitaldienern werden noch von verschiedenen Truppenkörpern Sanitätssoldaten zum Hospital beordert, um die Krankenpflege zu besorgen und sich in chirurgischen Manipulationen zu üben [1]).

21. Der Gesundheitsstand im Lager.

a. Das Gesundheitsverhältniss.

In den vierziger Jahren, seit das Lager besteht, hat sich dessen günstiger Einfluss auf die Gesundheit der Truppen stets bewährt, man hat niemals eine Epidemie selbstständig im Lager entstehen sehen; dagegen war es natürlich unvermeidlich, dass die Cholera, als sie in den Jahren 1831 und 1849 in Petersburg grassirte, nicht auch das Lager heimgesucht hätte. 1861 erreichte eine ansteckende Conjunctivitis eine ziemliche Ausdehnung unter den im Lager stehenden Truppen; scheint aber eben der Aufstellung im Lager es zu verdanken, dass sie im Ganzen sehr milde verlief. Scorbut und Disposition zum Scorbut schwinden

[1]) Die Krankenwagen sind eben in einer Umwandlung begriffen, daher ich mir vorbehalte, sie später an anderem Orte ausführlich zu besprechen. Die älteren waren Fourgons mit Holzbänken, auf 10 Personen und nur zum Sitzen berechnet, ohne Federn, und liessen zu wünschen übrig. Jetzt sollen nach preussischem Muster gebaute, doch modificirte Krankenwagen eingeführt werden. Das finnische Scharfschützen-Corps hat einen nach eigener Erfindung in Helsingfors construirten Transportwagen für Verwundete, der sehr zweckmässig ist.

alsbald, wenn die Truppen das Lager bezogen haben, wie mir ein älterer Regimentsarzt ausdrücklich bestätigt hat, der seit 10 Jahren das Lager bezieht.

Der Gesundheitszustand der im Jahre 1864 bei Krasnoe Selo concentrirten Truppen war ein auffallend günstiger; indem die Zahl der im Lager Erkrankten 2856 auf einen Effectivbestand von 70000 Mann betrug. Von diesen 2856 wurden 490 im Hospital zu Krasnoe Selo, 1538 in den Lazarethen behandelt, 811 in die Regimentsspitäler nach Petersburg geschickt. Es kommt also auf 24 Mann Ein Kranker. Meine Berechnung ist aus den officiellen Listen in der Art gezogen, dass ich die Zahl der täglich neu aufgenommenen Kranken zusammenzählte und dazu den Bestand, wie er am ersten Tage im Hospital und den Lazarethen war, addirte, dagegen die Zahl der in den Stadtspitälern zurückgelassenen 733 Kranken wegliess; da sie zwar ebenfalls zu den Kranken des Effectivstandes gehören, aber vorher erkrankt, nicht zu den Erkrankungen während des Lagers gerechnet werden können. Mit diesen 733 hatten die 70000 Mann Truppen 3589 Kranke während der Lagerzeit in den Stadthospitälern, in dem Krankenhaus von Krasnoe Selo und in den Lazarethen, was übrigens das Verhältniss nur wenig influenzirt, indem sich alsdann die Zahl der Erkrankten zu der der Truppen wie 1 : 20 herausstellt.

Vergleichen wir diess Resultat mit dem im Jahre 1863 im Lager von Chalons gewonnenen, wie solches in Dr. Roth's Werk vorliegt, so erscheint das Gesundheitsverhältniss bei uns als bei weitem vorzüglicher. Dort sind 1441 Kranke auf 26000 Mann Effectivbestand gewesen, also 1 auf $18\frac{1}{2}$ Mann, bei uns 1 auf 24 (resp. 20), bei uns 4 pCt., dort 5,5 pCt. Das Uebergewicht auf unserer Seite ist um so grösser, als 1) die Truppenzahl in Chalons nicht einmal die Hälfte der in Krasnoe Selo concentrirten beträgt, also die Anhäufung von Menschen und die daraus hervorgehenden Schädlichkeiten geringer sind; und als 2) unser Lager unter einem weit weniger milden Himmel als der Frankreichs besteht; besonders aber war der Sommer 1864 keineswegs vom Wetter begünstigt, denn so beständig schön der Monat Juni gewesen, so regnerisch und kalt war die zweite Hälfte Juli und der August. Die vom 25. Juli bis 4. August dauernden Manöver namentlich wurden theilweise bei anhaltendem Regen gemacht.

Nicht nur, dass der Gesundheitszustand der im Lager stehenden Truppen im Allgemeinen sehr günstig war, so ist es nachweisbar, dass derselbe von Tag zu Tag günstiger wurde. (Auf Tafel I. graphisch dargestellt.) Vom Anfang des Lagerlebens bis zum Ende ist eine stete Abnahme der neu hinzukommenden Kranken zu beobachten, so zwar, dass die drei höchsten Zahlen (von Neuerkrankungen per Tag) des Monats Juni im Juli und August gar nicht erreicht werden, andererseits die geringsten Zahlen der Erkrankungen per Tag der Monate Juli und August im Juni gar nicht vorkommen. Eine ganz geringe Steigerung bringen die Manöver wieder hervor. (Ein Blick auf die graphische Darstellung der Tafel I. überhebt jeder weiteren Beweisführung.) Der erste Tag, wo die Truppen im Lager standen, brachte die meisten Kranken; dann folgt, wenn auch in absteigender Linie, der 22., dann der 16. Tag. Unter 25 Neuerkrankungen per Tag fiel die Zahl zum ersten Mal am 34. Tag des Bestandes des Lagers, also nach der Mitte (32. Tag) der gesammten Zeitdauer und blieb von da an häufig. In der ersten Hälfte (vor dem 32. Tag) blieb die Zahl nur 3 Mal unter 35, in der zweiten Hälfte 20 Mal; dagegen erhob sich die Zahl der Neuerkrankungen in der ersten Hälfte 9 Mal, in der zweiten niemals über 50. Es geht daraus hervor, dass das Lagerleben den Gesundheitszustand der Truppen stetig verbessert und zwar trotzdem, dass der Juni ein bei weitem schönerer Monat war als die folgenden, und obgleich die Uebungen in der ersten Hälfte der Zeit weniger anstrengend waren als in der zweiten.

Das stehende Lager hat aber ausser dem directen Einfluss auf die Gesundheit der daselbst lebenden Truppen den Vortheil, dass alle Sommer während einiger Monate die Casernen und Militärhospitäler der Stadt theilweise leer stehen, so dass sie einer gründlichen Lüftung, Reinigung und Reparatur unterzogen werden können. Ohne dieses würden die Gesundheitsverhältnisse der Truppen während des langen Winters und bei den hermetisch geschlossenen Gebäuden nicht so gut sein als sie sind.

b. Der Krankenstand.

Die Zahl und Art der Erkrankungen wird in der Art controlirt, dass jeden Tag eine Zusammenstellung nach verschiedenen Gesichtspuncten gemacht wird. Das Hospital und jedes Lazareth macht seinen Rapport; daraus wird ein Hauptrapport zusammenaddirt, der täglich an die Spitzen der Administration und des Medicinalwesens gelangt.

Auf der einen Seite des Rapports sind die Kranken nach Krankheiten, auf der anderen nach Waffengattung und Regiment aufgezählt; jede Aufzählung hat zu Unterabtheilungen folgende Categorien: Hinzugekommen, Geheilt, Uebergeführt, Gestorben, Verbleiben.

Eine Haupteintheilung ist nach dem Ort der Behandlung: im Hospital von Krasnoe Selo, in den Lazarethen, in den Stadthospitälern. Die Eintheilung nach Krankheiten unterscheidet die chirurgischen von den medicinischen, und unter den letzteren wird besonders Cholera und Typhus genannt.

Die Eintheilung nach Truppenkörpern gestattet Vergleiche zwischen der Krankenzahl von Infanterie und Cavallerie, Armee und Garde, einzelner Regimenter unter einander. Wie schon erwähnt, sind die Truppen der Armee mehr erkrankt wie die der Garde, dagegen die Cavalleristen in demselben Verhältniss wie die Infanteristen, während dieselben nach Larrey im Lager von Chalons ein verhältnissmässig grösseres Contingent liefern.

Beispiels halber lasse ich den Tagesbericht vom 22. Juli folgen:

Im Hospital von Krasnoe Selo.

Garde	37
Grenadier-Corps	8
Armee	61
Officiere	2
Junker	1
Zucommandirt	2
Summe	111

In den Lazarethen.

Garde	97
Armee	58
Summe	155

In den Regiments-Spitälern zu St. Petersburg.

Garde	401
Armee	75
Cantonisten	2
Summe	478

Gesammtsumme 744

Im Hospital von Krasnoe Selo	111
In den Lazarethen	155
In den Spitälern zu St. Petersburg	478
Zahl aller Kranken	744

Garde	535
Grenadiere	8
Armee	119
Summe	662
Dazu	82
Gesammtzahl der Kranken	744

Im Hospital von Krasnoe Selo.

Vom 12. Mai 1864.		Aufgenommen.	Geheilt.	Uebergeführt.	Ungenannt.	Gestorben.	Verbleiben.
Aus der Garde		155	105	6	—	6	38
Aus der Armee		184	87	3	1	20	73
Summe		339	192	9	1	26	111
Typhus.	Aus der Garde	17	10	—	—	2	5
	Aus der Armee	88	28	—	—	15	45
Summe		105	38	—	—	17	50
Verletzungen.	Knochenbrüche	13	4	—	—	—	9
	Contusionen	19	15	—	—	—	4
	Wunden	9	6	—	—	1	2
Vom 21. auf den 22. Juli	102	11	—	—	—	2	111

Im Hospital von Krasnoe Selo wurden vom 12. Mai bis 30. August 490 Kranke behandelt, und zwar 52 an chirurgischen, 438 an inneren Krankheiten. Die chirurgischen waren folgende:

1) Fracturen der Extremitätenknochen 8
2) „ des Schlüsselbeins 5
3) „ der Rippen 1
4) Schusswunden 5
5) Stichwunden 3
6) Contusionswunden 6
7) Contusionen 21

8) Luxationen 2
9) Bisswunden 1
Chirurgische Operationen 3
Amputation des Unterschenkels 1
Exarticulation eines Fingers 1
Paracenthese des Thorax 1

Von den 438 an inneren Krankheiten Behandelten waren 170 Typhuskranke, 11 Cholerakranke; ferner wurden beobachtet 15 Mal Pleuritis, 15 Mal Pneumonie, 12 Mal Angina und Catarrhus laryngis, 1 Mal Glottisödem, 1 Mal Pericarditis, 2 Mal Peritonitis, 1 Mal Enteritis, 1 Mal Typhlitis.

Von den 490 eingetretenen Kranken wurden

geheilt 381
übergeführt . . . 62
ungenannt 2
starben 45

Die vorherrschende Krankheit war der Typhus, welcher überhaupt aus unserer Gegend nie ganz verschwindet und ab und zu Epidemien von grosser Ausdehnung bildet.

Dasselbe Hospital hatte 1857, als Dr. Wilczkowsky daselbst Oberarzt war, folgende Verhältnisse:

Vom 23. Mai bis 16. September wurden 490 Kranke behandelt, von welchen

geheilt wurden . . 367
übergeführt . . . 19
starben 29

Darunter waren 66 Typhöse, Febris gastrica 63, Febris rheumatica 2, Febris intermittens 29, Meningitis 2, Apoplexia 3, Pleuropneumonia et Bronchitis chronica 63, Hydrothorax 1, Tuberculosis 2, Angina 4, Glossitis 2, Enteritis 19, Peritonitis 1, Diarrhoea et Dysenteria 22, Hepatitis et Icterus 7, Hydrops 6, Scorbutus 6, Erysipelas 6, Otitis 1, Contusio 11, Vulnera 11, Ulcera 3, Abscessus 12, Caries 2, Anthrax 1, Furunculi 1, Fractura 13, Hernia 1, Caput obstipum 1, Strabismus 2, Panaritium 3, Ophthalmia 24, Cholera 14.

Im Jahre 1857, ebenso wie 1865, waren im gesammten Lager nicht wenig Scorbutkranke, 1864 beinahe gar keine. Es ist zu bemerken, dass in Petersburg alljährlich zu Ende des Winters der Scorbut massenhaft auftritt, auch unter den Truppen. Man beobachtet ihn alsdann selbstständig oder hinzutretend zu chirurgischen Krankheiten, zu Convalescenz nach den verschiedenartigsten Leiden. Diess Vorkommen ist so constant und verbreitet, dass sich eben daraus die Einführung der antiscorbutischen Diät und antiscorbutischen Heilmittel [1]) in den Militärhospitälern erklärt.

[1]) Mixtura antiscorbutica = Inf. Calam. aromat. unc. iv mit Tinct. Canth. gtt. xx.
Crematum = Spirit. froment. cum Tinct. Absinth. et Trifolii.

Vom Jahre 1865 erhielt ich folgende Zahlen:

Die Regimentshospitäler in der Stadt, das Krankenhaus in Krasnoe Selo und die Lazarethe des Lagers enthielten im Ganzen 4063 Kranke: 904 war der Bestand am ersten Tage, 3159 kamen im Verlauf der Lagerzeit hinzu, 3111 wurden geheilt, 511 übergeführt, 92 starben; 463 war der Bestand am Schlusse des Lagers. Uebergeführt wurden die Kranken theils in die beiden grossen ständigen Militärspitäler, theils in die Garde-Regiments-Spitäler zu Petersburg, in deren Registern der Ausgang und die Sterblichkeit sich vorfindet.

Im Militärkrankenhause zu Krasnoe Selo wurden 499 Kranke behandelt; von denselben wurden

geheilt	341
übergeführt . . .	108
starben	50

Von der Gesammtzahl 499 kamen auf

Typhus und Typhoide nicht weniger als 237
andere innere Krankheiten 179
chirurgische . . . . 83 (darunter 7 Wunden, 22 Knochenbrüche, 6 Contusionen).

c. Die Sterblichkeit.

Die Sterblichkeit im Lager im Jahre 1864 betrug 50 auf 70000 Mann oder 1 auf 1400, und zwar vertheilen sich diese Todesfälle so, dass 45 auf das Hospital von Krasnoe Selo, 5 auf die Lazarethe kommen. Wollen wir die zu gleicher Zeit in den Stadthospitälern zu Petersburg gestorbenen 21 noch dazu rechnen, so erhalten wir 71 Todte auf 70000 Mann, oder 1 auf 1000. Die in den Regimentshospitälern verstorbenen 21 können übrigens nicht mit Recht zu den Todesfällen der im Lager stehenden Truppen gerechnet werden, indem von der Gesammtzahl der in den Regimentsspitälern behandelten 1544 Kranken die Hälfte, nämlich 733, in der Stadt zurückgelassen wurden und chronische Kranke waren mit theilweise unheilbaren Leiden; die zweite Hälfte aber, 811 aus dem Lager dorthin gesendete Kranke, waren vorzugsweise Syphilitische und Augenkranke, die gar kein Contingent zum Tode zu stellen pflegen. — Im Jahre 1865 kamen 92 Todte auf 46000 Mann, also 1 auf 500.

Im Lager von Chalons waren:

1857 . .	4	Todte auf	23000	Mann	= 1 : 6000
1858 . .	14	„ „	15400	„	= 1 : 1100
1859 . .	41	„ „	35000	„	= 1 : 860
1863 . .	23	„ „	26000	„	= 1 : 1130
1864 . .	24	„ „	29000	„	= 1 : 1200
1865 . .	6	„ „	18000	„	= 1 : 3000

Es war mir leider nicht vergönnt, die Zahl der Kranken und Todten unseres Lagers aus früheren Jahrgängen zu erfahren. Nur vom

Jahre 1857 ist mir die Zahl der im Hospital Behandelten (415) und Verstorbenen (29) bekannt.

Von den im Jahre 1864 im Lagerhospital zu Krasnoe Selo gestorbenen 45 kommen 29 auf den Typhus, 15 auf andere innere Krankheiten, 1 auf eine perforirende Bauchwunde. Das Verhältniss

der Gestorbenen zur Krankenzahl ist demnach

45 : 490 oder 1 : 11;

der am Typhus Gestorbenen zu den am Typhus Erkrankten

29 : 170 oder 1 : 6;

der übrigen Gestorbenen zu den übrigen Erkrankten

16 : 320 oder 1 : 20.

Im Jahre 1865 starben im Hospital zu Krasnoe Selo 50, davon 30 am Typhus. Das Verhältniss

der Gestorbenen zu der Krankenzahl ist also

50 : 499 oder 1 : 10;

der am Typhus Gestorbenen zu den am Typhus Erkrankten

30 : 173 oder 1 : 6;

der übrigen Gestorbenen zu den übrigen Erkrankten

20 : 326 oder 1 : 16.

Im Jahre 1857 starben im Hospital zu Krasnoe Selo:

29 von 415 oder 1 : 14;
am Typhus 10 von 66 oder 1 : 7;
an den übrigen 19 von 349 oder 1 : 18.

Das Verhältniss der Sterblichkeit ist also in den drei Jahren im Hospital so ziemlich dasselbe gewesen und drei Mal hat der Typhus in gleicher Weise auf die Statistik eingewirkt.

d. Schlussbemerkungen.

Wenn das Lager von Krasnoe Selo so entschieden günstige Sanitätsverhältnisse aufzuweisen hat, dass sie selbst den von Larrey, Perier, Roth so vielfach und verdientermaassen gerühmten Resultaten des Lagers von Chalons an die Seite gesetzt werden können, so muss das um so mehr anerkannt werden, als dieses vor 10 Jahren gegründet und nach den neuesten Erfahrungen und Verbesserungen des Militär-Medicinalwesens eingerichtet wurde, indess das von Krasnoe Selo vor 40 Jahren angefangen und erst nach und nach zu seinem jetzigen Umfang heranwuchs. Ein grosser Theil seiner Einrichtungen und Baulichkeiten ist demnach alt. Es beweist also, wie vortrefflich von Anfang an die Anlage in ihren Grundzügen war; es beweist aber auch, dass fortwährend erneuert und verbessert worden ist.

Die Vorzüge, welchen ich die guten Gesundheitsverhältnisse des Lagers von Krasnoe Selo zuschreibe, sind:

1) Vor Allem die glückliche Wahl des Platzes, die günstigen Bodenverhältnisse, die herrliche Luft, das reichliche Trinkwasser.

2) Die zweckmässige Benutzung und Behandlung des

Terrains. Die Canalisirung des Bodens, die vielfachen Gartenanlagen, der Umstand, dass das ganze Lager auf einem Planum inclinatum liegt.

3) Die vortreffliche Ernährung. Dass dieselbe so preiswürdig ist, ist die Folge der zweckmässigen administrativen Einrichtungen im Allgemeinen, speciell der Einrichtung in der russischen Armee, dass der Nächstbetheiligte auch zur Controle des Essens mitberufen ist, und endlich des Interesses, welches die Vorgesetzten und höchsten Personen diesem Zweige der Administration widmen.

4) Die exquisite Reinlichkeit in allen Zweigen des Lagerlebens. Die Reinlichkeit am Körper ist in hohem Grade begünstigt durch die Einrichtung des Dampfbades und durch dessen wöchentliche Anwendung, endlich durch den Wasserreichthum im Lager.

5) Die im Grossen wie im Kleinen durchgeführte Trennung der Cavallerie von der Infanterie, der Pferde von der Mannschaft.

6) Die ausgedehnte Freiheit und Ungebundenheit der Leute während der dienstfreien Zeit.

7) Der Reichthum an Medicinalpersonen und Medicinalanstalten im Lager.

8) Die Vollkommenheit der gesammten Administration.

9) Die Beschaffenheit der Truppen. Die Garde besteht aus lauter Elitetruppen, stattlichen, gesunden und schon etwas älteren Leuten, die also auch geübter und ausdauernder sind als jüngere. Beseelt sind sie von dem besten militärischen Geiste. Bei den russischen Truppen kommt zu der soldatischen Liebe für den Kriegsherrn noch die nationale, an Zärtlichkeit und Andacht grenzende Verehrung für den Kaiser und sein Haus; daher gewinnen alle militärischen Vorgänge im Lager, bei welchen der Grossfürst-Obercommandant oder der Kaiser betheiligt sind, das Gepräge eines festlichen Anlasses und werden mit einem Enthusiasmus betrieben, dem sich nichts vergleichen lässt.

Noch ein nationaler Zug kommt dem Russen als Soldaten, speciell im Lager- und Kriegsleben sehr zu Statten, erhält ihn wohlgemuth und gesund, nämlich sein Geschick, sich zu helfen und zu behelfen. Es ist ihm leicht gebettet, leicht gedeckt. Wie die ganze Nation, Vornehm und Gering, auf ihren Reisen und Wanderungen durch das grosse Reich wochenlang im Wagen wohnen und schlafen kann, mit der Kälte kämpft, Hunger und Durst erträgt, Unbequemlichkeit und Ermüdung aushält ohne Murren, aber auch ohne üble Folgen, wie sie sich überall, mit dem Samovar den heimischen Heerd aufbauen, mit dem Pelze sich Lager und Decke verschaffen kann, so ist es dem Soldaten gegeben, im Zelt, ja ohne Zelt zu leben, zu schlafen, zu essen, gesund zu bleiben, zufrieden zu sein, wie nicht leicht ein Anderer. Diess ist sicher einer der nationalen Characterzüge, durch welche die Russen stets so vortreffliche Soldaten waren.

Das Lager von Chalons [1]).

Nach den Angaben des Commandanten Weynand, Chef des Genies, nach dem Werkchen von Dr. Goffres, Oberarzt im Lager im Jahre 1864, und nach den officiellen Papieren des Jahres 1865, wie sie mir von Dr. Mercier mitgetheilt wurden, sind im Lager von Chalons vom Jahre 1857 bis 1865 incl. folgende statistische Verhältnisse zu Tage getreten. Der Effectivbestand der Truppen war:

im Jahre	1857	. . . . . .	22000 Mann
„ „	1858	. . . . . .	15461 „
„ „	1859	. . . . . .	35000 „
„ „	1860	. . . . . .	25200 „
„ „	1861	. . . . . .	29689 „
„ „	1862	. . . . . .	25749 „
„ „	1863	. . . . . .	25963 „
„ „	1864	. . . . . .	29522 „
„ „	1865	. . . . . .	17962 „

Diese Truppen haben nun folgende Krankenzahl geliefert, wobei nur zu bemerken ist, dass die Zahl der im Jahre 1857 behandelten Kranken gar nicht, die von 1859 nicht mit unumstösslicher Gewissheit konnte constatirt werden:

Im Jahre	1857	. . . . . .	unbekannt
„ „	1858	. . . . . .	2182
„ „	1859	. . . . . .	1380 (?) (nach Roth 8000)
„ „	1860	. . . . . .	1258
„ „	1861	. . . . . .	1790
„ „	1862	. . . . . .	1613
„ „	1863	. . . . . .	1238
„ „	1864	. . . . . .	1938
„ „	1865	. . . . . .	1177

Anders gestaltet sich die Sterblichkeit für dieselbe Periode; hier sind uns für alle 9 Jahre die Zahlen genau bekannt:

Im Jahre	1857	. . . . . .	4 Todte	
„ „	1858	. . . . . .	14 „	
„ „	1859	. . . . . .	41 „	(nach Roth 49)
„ „	1860	. . . . . .	14 „	
„ „	1861	. . . . . .	23 „	
„ „	1862	. . . . . .	22 „	
„ „	1863	. . . . . .	23 „	
„ „	1864	. . . . . .	24 „	
„ „	1865	. . . . . .	6 „	

[1]) Schon ausführlich durch Andere beschrieben; ich erwähne nur die medicinische Statistik und was mich als neu frappirt hat.

Zu einer Gesammtzusammenstellung können wir nun leider von den Jahren 1857 und 1859 nicht Gebrauch machen, so dass wir nur 7 Jahre anzuführen vermögen:

Jahr:	Effectivbestand:	Krankenzahl:	Todesfälle:
1858	15461	2182	14
1860	25200	1258	14
1861	29689	1790	23
1862	25749	1613	22
1863	25963	1238	23
1864	29522	1938	24
1865	17962	1177	6
Also in 7 Jahren erhalten wir die Totalsumme von	169546	11196	126
oder ein Verhältniss von	1345	88	1

Das Verhältniss von Krankenzahl und Todesfällen zu dem Effectivbestande in den einzelnen Jahren ist folgendes:

1858	1 Kranker auf 7 Mann	1 Todter auf 1104 Mann
1860	1 „ „ 20 „	1 „ „ 1800 „
1861	1 „ „ 16 „	1 „ „ 1298 „
1862	1 „ „ 16 „	1 „ „ 1170 „
1863	1 „ „ 21 „	1 „ „ 1129 „
1864	1 „ „ 15 „	1 „ „ 1230 „
1865	1 „ „ 15 „	1 „ „ 2663 „
Die Durchschnittszahl aus 7 J. ist	1 Kranker auf 15 Mann und	1 Todter auf 1345 Mann.

Wir können übrigens ohne Bedenken, was die Zahl der Todesfälle betrifft, auch die Jahre 1857 und 1859 hinzuzählen, und erhalten dann aus 9 Jahren 171 Todesfälle auf 206546 Mann Effectivbestand oder 1 Todter auf 1200, was die statistischen Resultate nicht wesentlich ändert, indem es sie für eine grössere Reihe bestätigt. Ob nun 1 Todter auf 1200 oder auf 1300 Mann komme, das Ergebniss der Statistik spricht für einen äusserst günstigen Gesundheitszustand im Lager von Chalons.

Was aber die einzelnen Jahrgänge betrifft, so erklärt sich die auffallend geringe Krankenzahl des Jahres 1857 daraus, dass damals das Lager nur von älteren, gedienten Leuten, die zugleich Elitetruppen waren, bezogen worden war, nämlich von den kaiserlichen Garden. Dass dagegen im Jahre 1859, während des italienischen Krieges, die Sterblichkeit auffallend gross war, hat verschiedene Ursachen. Vor Allem bestanden die Truppen vorzugsweise aus neu ausgehobenem, jungem Militär; dann war das Lager eben jener kriegerischen Verhältnisse wegen früher eröffnet, später geschlossen worden, wie sonst. Endlich wurden die Kranken damals noch in das 3 Meilen entfernte Krankenhaus der Stadt Chalons s. M. geschafft, was auf einen ungünstigen Ausgang des Krankheitsverlaufes nicht ohne Einfluss geblieben sein kann. Das erkannten auch die Aerzte und die Administration des

Lagers, und richteten von jenem Jahre ab die nun bestehenden Krankenanstalten ein, deren Bestehen unverkennbar zu einer geminderten Mortalität der Erkrankten beiträgt.

Nach Aufhebung des Sommerlagers bleiben ein Infanterie-Regiment, eine Abtheilung Artillerie, eine Abtheilung Genie, seit neuester Zeit die Schützenschule von St. Cyr als Besatzung im Lager, und werden die Reserven der umliegenden Departements abwechselnd zu Uebungen hingezogen. Die auch in dieser Zeit des Jahres vorgekommenen Sterbefälle zählt nun Goffres (Considérations hist. hyg. et méd. sur le camp de Chalons 1865) mit dem Ergebniss der Sterblichkeit während der eigentlichen Lagerzeit zusammen, um daraus möglichst allgemeine Folrungen über die Gesundheitsverhältnisse des Lagers von Chalons zu gewinnen. Wenn wir seiner Tabelle [1]) von den 7 ersten Jahren die Ergebnisse der beiden letzten Jahre hinzufügen, erhalten wir folgende Statistik:

Krankheit.	Zahl der Todesfälle.	Krankheit.	Zahl der Todesfälle.
Febris typheidea	106	Ileus	7
„ perniciosa	4	Scirrhus ventriculi	2
Cachexie paludéenne	1	Hepatitis chronica	2
Variola	3	Peritonitis	2
Morbilli	2	Hernia incarcerata	7
Encephalitis	3	Nephritis	2
Meningitis	8	Caries (Amputatio cruris)	1
„ cerebro-spinalis	2	Fracturae complicatae	3
Congestiones cerebri potator.	1	„ baseos cranii	2
Apoplexia cerebralis	5	Nostalgia	1
Ramollitio cerebri	1	Delirium tremens	1
Vitium cordis	3	Epilepsia	2
Pericarditis exsudativa	1	Abscessus congest.	1
Phlebitis	2	Pustula maligna	1
Haemorrhagia	2	Phlegmone diffusum	1
Pneumonia	16	Erysipelas	2
Pleuritis	9	Gangraena	2
Phthisis pulmonum	34	Peritonitis traumatica	1
Apoplexia pulmonum	4	Tetanus (nach Schusswunde)	1
Oedema pulmonum	1	Hydrops generalis	1
Angina diphtheritica	3	Selbstmord mit Schusswaffen	3
„ scarlatinosa	1	„ „ Stichwaffen	1
Intoxicatio alcohol.	1	Mord durch Schusswaffen	1
Dyssenteria	25	Unbestimmte Ursachen	9
Diarrhoea chronica	7	Totalsumme	301

In dieser Statistik fällt das grosse Contingent der am Typhus Gestorbenen in die Augen; von der Gesammtzahl 301 sind mehr als $^1/_3$, nämlich 106, dem Typhus erlegen. Das Verhältniss stellt sich noch

[1]) Natürlich muss ich auch seine Nomenclatur und Einrichtung beibehalten.

frappanter für die ersten $7\frac{1}{2}$ Jahre heraus, wo 105 am Typhus Gestorbene auf die Gesammtzahl von 265 Todesfällen kommen, so dass jene $\frac{2}{3}$ dieser bilden. Auf die einzelnen Jahre vertheilt sich die Zahl wie folgt:

Im Jahre	1857	. .	1	Todesfall durch Typhus
„ „	1858	. .	5	„ „ „
„ „	1859	. .	30	„ „ „
„ „	1860	. .	5	„ „ „
„ „	1861	. .	18	„ „ „
„ „	1862	. .	17	„ „ „
„ „	1863	. .	22	„ „ „
„ „	1864	. .	7	„ „ „
„ „	1865	. .	1	„ „ „

Die 7 Todesfälle durch Typhus, welche für das Jahr 1864 angeführt sind, kommen auf die Anfangsmonate des Jahres. Nach dem Mai, also zur eigentlichen Lagerzeit, so wie 1861 kam kein Todesfall durch Typhus mehr vor. Im Ganzen kann man nicht verwundert sein, den Typhus, den Begleiter aller Centren, wo viele Menschen, namentlich aber Truppen, beisammen wohnen, auch im Lager vorzufinden. Das Jahr 1859 mit 30 und das Jahr 1863 sammt dem Winter 1864 mit 29 Typhustodesfällen zeichnen sich als die unglücklichsten aus. Im Jahre 1859 fallen die Todesfälle durch Typhus auf die Monate Juni bis October, wo ein ungewöhnlich starker Effectivstand, 35000 Mann, im Lager stand, und überdiess aussergewöhnlich viele Recruten und Reservisten enthielt. Im Jahre 1863 brach der Typhus erst aus, als Reserve zu Uebungen in's Lager kam, und nur bei dieser.

Damit stimmt überein, dass auch im Lager von Krasnoe Selo 1864 der Typhus vorwiegend junge Soldaten aus der Linie ergriff, indess die älteren Leute der Garden weit mehr verschont blieben. Uebrigens hat man in Chalons durch gewisse Vorsichtsmaassregeln, vom Oberarzt Lecoeur der Administration empfohlen, die Verminderung und endlich das Aufhören des Typhus erzielt; man hat nämlich die Zahl und die Dauer der Exercitien vermindert, ein nahrhafteres Regime gegeben, auf Lüftung der Zelte und Baracken Rücksicht genommen, die Zahl der Bewohner in beiden vermindert.

Nächst dem Typhus war die häufigste Todesursache Affection der Brustorgane, nämlich 59 Mal, davon kamen auf Pneumonie 16, auf Pleuritis 9, auf Phthisis pulmonum 34. Diese Zahl ist für die Dauer von 9 Jahren eine geringe zu nennen; die grössere Hälfte derselben kommt aber auf Tuberculose, welche nicht im Lager entstanden und daher auch eigentlich bei der Beurtheilung des Gesundheitszustandes im Lager nicht in Betracht kommt. Vielleicht muss man zugeben, dass bei den herrschenden geologischen und climatischen Verhältnissen die Tuberculose einen schnelleren und ungünstigeren Verlauf genommen.

Hiernach folgt die Dysenterie mit 25 Todesfällen, und endlich die verschiedenen Todesursachen, wie sie jedem Truppenkörper zugehören könnten.

Wir hätten übrigens Unrecht, diese Sterblichkeitsstatistik als ganz identisch mit der der Krankheitsfrequenz zu halten. Der Häufigkeit ihres Vorkommens nach folgen die Krankheiten so auf einander:

1) Syphilis; 2) Dysenterie; 3) Febris intermittens; 4) Diarrhöen; 5) Bronchitis acuta; 6) Angina; 7) Gastricismus; 8) Rheumatismus; 9) Febris typhoidea. In 3 Jahren, von welchen ich es genauer constatiren konnte, ist die Reihenfolge diese:

Im Jahre 1862.	Im Jahre 1864.	Im Jahre 1865.
1. Syphilis primitiva.	1. Syphilis primitiva.	1. Syphilis primitiva.
2. Febris intermittens.	2. Dysenteria.	2. Dysenteria.
3. Bronchitis acuta.	3. Diarrhoea.	3. Febris intermittens.
4. Diarrhoea.	4. Syphilis constit.	4. Diarrhoea.
5. Syphilis constit.	5. Febris intermittens.	5. Bronchitis acuta.
6. Angina.	6. Bronchitis acuta.	6. Gastricismus.
7. Bronchitis chronica.	7. Rheumatismus.	7. Syphilis constit.
8. Febris typhoidea.	8. Angina.	8. Cachexie paludéenne.

Die syphilitischen Krankheiten bilden in den letzten Jahren gerade $^1/_4$, im Jahre 1865 $^1/_5$ der gesammten Krankenzahl; nämlich 1863 waren 353 Syphilitische unter 1441 Kranken (nach Roth), 1864 waren 450 Syphilitische unter 1938 (nach Goffres) und 1865 waren 213 unter 1177 Kranken. Die meisten primären Affectionen kamen im Anfang nach dem Marsche vor; die Formen, in welchen sie beobachtet wurden, waren Gonorrhöe, Orchitis, Bubonen und Ulcus primitivum. Die Bestrebungen der Aerzte, mit Genauigkeit zu eruiren, in welcher Proportion diese Affectionen aus den Bordellen oder von Privatprostitution herzuleiten seien, hatten in sofern keine ganz genügenden Resultate, als die Soldaten die ersteren häufiger anklagten, als mit dem Befunde daselbst übereinstimmte und als mit den häufigen von Militärärzten vorgenommenen Visitationen übereinstimmen kann.

Die constitutionelle Syphilis geht meist auf eine frühere Zeit als die des Lagers zurück und ist gewöhnlich durch die Strapazen des Marsches gesteigert. Da sie die Kranken sehr lange im Hospitale fesselt, z. B. 1864 die 104 Kranke während 2158, 1865 die 31 während 778 Tagen, also 1 durchschnittlich während 22 Tagen — so sind die constitutionell Syphilitischen eine Last für das Lager und sollten, wie Goffres und Lecoeur sehr richtig verlangen, in den Standquartieren zurückgelassen werden. Auch hierin ist das russische Lager bei Krasnoe Selo mustergültig, dass alle Syphilitischen nach Petersburg in die Regimentsspitäler geschafft werden. Freilich ermöglicht diess die Nähe der Stadt.

Von anderen Hautkrankheiten wurden 1864 zusammen 123, davon 80 Mal Krätze, 1865 aber 69, davon 26 Mal Krätze beobachtet. Die übrigen Formen waren Eczeme, Impetigo und Lichen; auch Psoriasis. Die Häufigkeit der Krätze hängt mit den mangelhaften Badeeinrichtungen des Lagers zusammen, welche Larrey, Perier, Goffres und Roth besprochen haben. Im Lager von Krasnoe Selo, wo jeder

Mann jede Woche ein Dampfbad nimmt, wird Krätze so gut wie gar nicht, auch andere Hautkrankheiten sehr selten beobachtet. Bei der Leichtigkeit, mit welcher das unter der Kreideschicht liegende Erdreich in Chalons Wasser giebt (so dass ja bekanntlich jedes Regiment 3 bis 4 Pumpbrunnen besitzt), könnte es nicht schwer sein, in jedem Regiment ein Dampfbad nach Muster der russischen, vielleicht zugleich mit Kuven- und Douchebad anzulegen, was verhältnissmässig nicht zu hoch käme und dem Bedürfniss der Hygiene wie der Reinlichkeit entspräche; dieselben wären vielleicht selbst leichter anzulegen, als die von Larrey gewünschten Teiche.

Es ist schon aus Roth's, Goffres' u. A. Beschreibung des französischen Lagers bekannt, dass zur Beschränkung der Syphilis von der Administration unmittelbar in der Nähe des Lagers 5 Bordelle eingerichtet wurden, die unter militärärztlicher Controle stehen. Bisher waren die als krank befundenen Insassen nach der Stadt Chalons in's Civilspital abgeliefert worden, was mannigfache Missstände nach sich zog. Seit dem Jahre 1865 war ein kleines Krankenhaus ausschliesslich für venerische Frauenzimmer im Mammelon-le-Grand dicht beim Lager errichtet worden, welches ebenfalls unter Aufsicht des Militärarztes steht. In einem von hohen Mauern eingeschlossenen, von einer Schildwache bewachten Hof steht ein zweistöckiges steinernes Gebäude. In seinem Erdgeschoss wohnen drei barmherzige Schwestern, die den Haushalt und die Aufsicht führen; daselbst ist ein Inspectionszimmer, wo die Bewohnerinnen der Bordelle 2 Mal wöchentlich untersucht, und wenn krank, unmittelbar in die oberen Krankenräume abgeliefert werden. Das sind 2 Säle und mehrere kleinere Zimmer, rein und einfach, im Ganzen etwa für 30—40 Bewohnerinnen eingerichtet. Eine kleine Apotheke, ein Arrestlocal, Bad und Waschküche vervollständigen die kleine Anstalt.

Eigenthümlich, vollkommen logisch und für sie selbst sehr angenehm ist die Stellung der französischen Militärärzte, wie das namentlich im Lager entgegentrat. Sie haben mit der Administration gar nichts zu thun, sind überhaupt als wissenschaftliche Experten gestellt und als Gelehrte geachtet. Ihre Thätigkeit beschränkt sich auf das Medicinische. Man verlangt von ihnen keine militärischen Allüren; dafür bietet ihre Würde als Aerzte, als Männer der Wissenschaft Ersatz. Obgleich sie selbst im Lager in Civil[1]) und im schwarzen Hut herumgehen, grüsst sie der Soldat, der sie kennt und liebt, doch überall voll Ehrerbietung, wo sie sich zeigen; obgleich die Administration des Lagers der Art in einer Hand concentrirt ist, dass dieselbe selbst die Aufnahme der Kranken decretirt, nachdem der Arzt dieselbe begutachtet hat, so wird dem Medicinalpersonal doch der ausgebreitetste Einfluss auf alle Einrichtungen gestattet. Einmal steht es jedem derselben frei, über sein Gebiet

[1]) Bei ihren Visiten sind die Aerzte entweder im Uniformüberrock oder gewöhnlicher in einer braunen Blouse, und haben als Abzeichen ihres Standes das Militärkäppi auf.

und was darein einschlägt, zu publiciren, was ihm beliebt. Zweitens beruft der Generalinspector des Medicinalwesens der Armee, Baron Larrey, wenn er vor Ankunft des Kaisers das Lager inspicirt, täglich die Aerzte zu einem Conseil zusammen, bei welchem er sie über ihre Ansichten betreffs Lagerung, Kleidung, Bewaffnung, Verpflegung im Hospital u. s. w. befragt. Ihren Tadel und ihre Vorschläge berücksichtigt und controlirt er und bringt alsdann dieselben vor den Kaiser. Auf Andringen der Aerzte ist die frühere Zahl der Zeltbewohner von 16 Mann auf 12 für die Infanterie, 8—10 für die Cavallerie herabgesetzt worden [1]), nachdem der Kaiser sich von der Nothwendigkeit überzeugt hatte, indem er zu verschiedenen Stunden der Nacht sich selbst in verschiedene Zelte begab.

Ebenso haben die Aerzte durch stets wiederholte Besprechung es erreicht, dass seit 1865 die Pferdesättel und das Zaumzeug nicht mehr in den Wohnzelten der Cavalleristen, sondern in separaten Zelt-Sattelkammern aufbewahrt werden. Die Verminderung der Exercitien und Dienststunden per Tag, die Darreichung einer nahrhafteren Diät geschahen auf Anrathen der Aerzte.

Ueber das von ihnen beobachtete und gesammelte Material verfügen die Aerzte selbstständig, so dass jede Lagerperiode die eine oder die andere werthvolle medicinische Arbeit liefert. Den Jahresbericht schreibt bald der Oberarzt des Hospitals, bald ein junger Arzt; einmal der General-Inspector Larrey selbst.

Seit 1865 werden täglich meteorologische Beobachtungen im Hospitalgarten angestellt, und zwar wird der Druck der Atmosphäre, Maximum, Minimum und Mittelzahl der Temperatur im Schatten, der Wassergehalt der Atmosphäre, Beschaffenheit des Himmels, Regen, Wind beobachtet und in ein Formular eingetragen, wo zugleich der Gesundheitszustand bezeichnet ist. Ein Officier de santé, Arzt oder Pharmaceut, macht die Beobachtungen, registrirt sie und sendet sie an das Kriegsministerium ein. Indem dieselben Beobachtungen in allen Militärkrankenhäusern Frankreichs nach denselben Vorschriften gesammelt und mit dem herrschenden Krankheitsgenius verglichen werden, gewinnt man ein sehr brauchbares Material, welches mit der Zeit Resultate verspricht. Eine Einrichtung, die, ohne Kosten oder Mühe zu verursachen, in allen ähnlichen Etablissements eingeführt zu werden verdient.

Die gesammte Administration des Lagers sammt der des Medicinalwesens liegt in der Hand des Intendant oder des Sous-intendant du camp (1865 Chevalière de la Grandière), daher Einheit, Schnelligkeit, Präcision, Oeconomie möglich. Alle Gegenstände, welche während der Lagerperiode der Truppe nothwendig sind, liefert die Intendantur, nicht das Regiment: Zelte, Decken, Wäsche, Bettstücke. Am Schluss der Lagerzeit werden diese Gegenstände wieder abgeliefert, gereinigt und in den Magazinen deponirt, deren Ordnung, Reinlichkeit und Ventilation vollkommen musterhaft sind.

[1]) Im Lockstädter Lager bewohnten 15 Mann ein Zelt.

Eine Einrichtung des Lagers ist dem Princip nach höchst anerkennenswerth, lässt aber in der Durchführung zu wünschen übrig, das ist das Centralgefängniss zwischen dem Hospital, dem Dorf und der Ambulance du centre.

Ein Centralgefängniss gewährt bei mässigem Aufwand von Geld und Menschen grössere Sicherheit, leichteren Dienst und hygienische Vortheile, die mehrere kleinere Separatgefängnisse nicht haben können. Das Centralgefängniss zu Chalons ist ein Steingebäude in ummauertem und bewachtem Hofraum, welches 3 Säle und 9 Zellen, im Ganzen für 60 Gefangene, enthält. Jeder der 3 Säle kann 15 Mann enthalten, welche darin in Gemeinschaft einen leichteren Grad Gefängniss bestehen. Der schwerere Arrest wird in Einzelhaft in Zellen zugebracht, welche eng, feucht und dunkel, überdiess durch unvollkommene Einrichtung der Latrinen inficirt sind, also durchaus nicht gesund sein können. Auch diese Haft kann noch erschwert werden durch Entziehung der wollenen Decke, welche sonst zu Nacht dem Arrestanten geliefert wird. Uebrigens scheint die Zellenhaft sehr beschränkt in Anwendung zu kommen. Ich traf nur einen einzigen Gefangenen in einer solchen.

Wir haben schon erwähnt, dass die Latrinen der Hospitäler wie des Zeltlagers, nach dem System der Fosses mobiles construirt, kaum etwas zu wünschen übrig lassen, indess die Badeeinrichtungen, was sich theilweise aus der Terrainbeschaffenheit erklärt, unzureichend sind. Die im Hospital vorhandenen Badestuben sind vortrefflich; zu Douche-, Dampf-, einfachen und mineralischen Bädern eingerichtet. Die im Sommer 1865 zum ersten Mal theilweise eingeführten Metallwannen mit emaillirter Innenseite sind äusserst reinlich und geschmackvoll. Mit veränderter Form — sie sind zu schmal und zu kurz — könnten sie als Modell dienen.

Die Pferdeeisenbahn vermittelt den Verkehr durch das Lager, fünf Leuchtthürme dienen als Beleuchtungsmittel und Wegweiser für die Nacht, eine eigene Bibliothek, ein protestantisches Bethaus mit allsonntäglichem Gottesdienst und die feierliche Militärmesse, welche vor dem Quartier impérial im Freien gehalten wird, entsprechen dem geistigen und religiösen Bedürfniss der Soldaten.

Das Quartier impérial wird durch eine Gruppe von Baracken gebildet, die durch das Marsfeld vom eigentlichen Lager getrennt sind. Ausserdem dass einige Blumenparterres vor denselben, ein Fichtenwäldchen hinter denselben sich ausdehnt, stehen dieselben kahl und gleichförmig neben einander; selbst der auf erster Linie in der Mitte liegende kaiserliche Pavillon ist ein einfaches, einstöckiges, längliches Viereck, das nur durch einen Anstrich von Blau und Weiss von den übrigen sich unterscheidet. Etwas zur Seite liegt die von dem Marschall und Commandanten des Lagers bewohnte Baracke mit ihren Dependentien für Canzlei, Gefolge, Dienerschaft und Pferde.

Durch die Localität wie durch die Einförmigkeit seiner Anlage erscheint das Lager von Chalons im Anfang ausserordentlich nüchtern und im Vergleich mit dem von Krasnoe Selo klein und unansehnlich. Bei näherer Kenntnissnahme gewinnt es an Interesse. Seine Hauptbedeutung scheint mir in der Concentration und Vortrefflichkeit der Administration, in dem eigenthümlich militärischen Naturell seiner Bewohner und endlich in dem Umstand zu liegen, dass es der Kritik, dem Experiment, der Neuerung, ein so grosses und gesetzliches Feld einräumt.

Anhang.

Tabellarische Uebersicht

aller 1864 im Lager stehenden Truppen.

Benennung der Truppen.	Mannschaft			Pferde		
	Höhere Officiere	Unterofficiere u. Soldaten	Schwache	Cavalleriepferde	Artilleriepferde	Trainpferde
Infanterie.						
Die Paul'sche und die Constantinische Kriegsschule	30	796	—	—	—	—
I. Gardedivision						
1. Das Preobraschenski'sche Regiment	51	2845	20	—	—	30
2. Das Semenof'sche Regiment	58	2878	11	—	—	41
3. Das Ismailof'sche Regiment	58	2808	29	—	—	30
4. Das Gatschina'sche Regiment	72	2916	14	—	—	31
Das Schützenbataillon Seiner Majestät	19	1021	7	—	—	11
II. Gardedivision						
1. Das Moscauische Regiment	61	2894	44	—	—	32
2. Das Grenadier-Regiment	60	2868	5	—	—	41
3. Das Paul'sche Regiment	59	2882	19	—	—	30
4. Das Finnländische Regiment	56	2784	40	—	—	34
Das Schützenbataillon der kaiserlichen Familie	26	1111	9	—	—	9
Das Finnländische Schützenbataillon	21	1004	12	—	—	25
Das Musterbataillon	70	1392	—	—	—	6
Die Grenadierdivision						
1. Erstes Regiment	61	3122	8	—	—	105
2. Zweites Regiment	67	2995	—	—	—	105
3. Drittes Regiment	69	3127	26	—	—	105
4. Viertes Regiment	62	3079	13	—	—	105
Grenadierschützenbataillon	22	984	3	—	—	43
1 und ½ Armeedivision						
Das 89. Regiment	55	3332	37	—	—	51
Das 90. Regiment	40	3231	18	—	—	51
Das 91. Regiment	46	3224	48	—	—	51
Das 92. Regiment	44	3310	27	—	—	51
Das 95. Regiment	8	591	5	—	—	32
Das 96. Regiment	7	595	4	—	—	51
Gesammtzahl der Infanterie	1122	55789	339	—	—	1070
	oder 57310					1070

Benennung der Truppen.	Mannschaft: Höhere Officiere	Mannschaft: Unterofficiere u. Soldaten	Mannschaft: Schwache	Pferde: Cavalleriepferde	Pferde: Artilleriepferde	Pferde: Trainpferde
Cavallerie.						
Der Convoi S. Majestät	16	265	8	281	—	—
½ Escadron Leibgardegensdarmen	2	103	—	87	—	4
Das Chevalier-Garderegiment	28	723	—	520	—	19
Das Leibgarderegiment zu Pferde	24	603	19	520	—	19
Das Leibgarde-Cürassierregiment S. M. d. Kaisers	25	663	4	514	—	21
Das Leibgarde-Cürassierregiment I. M. d. Kaiserin	28	627	—	482	—	19
Das Kosakenregiment	25	682	—	747	—	—
Das Ataman'sche S. K. H. d. Thronfolgers	29	639	—	630	—	—
Das Leibgarde-Grenadierregiment zu Pferde	29	660	6	526	—	23
Das Leibgarde-Dragonerregiment	26	663	—	519	—	19
Das Leibgarde-Ulanenregiment	34	750	—	514	—	19
Das Leib-Husarenregiment S. M. des Kaisers	22	674	—	524	—	23
Die Musterescadron	18	223	—	199	—	10
Gesammtzahl der Cavallerie	306	7275	37	6063	—	176
	oder 7618			6239		
Artillerie.						
Reitende Leibgarde-Artillerie	26	998	14	568	336	30
Erste Leibgarde-Artilleriebrigade	24	833	5	28	119	18
Zweite Leibgarde-Artilleriebrigade	21	702	5	28	215	18
Michael'sche Artillerieschule	9	153	—	8	78	—
23. Artilleriebrigade	17	793	9	28	217	12
24. Artilleriebrigade	16	675	7	28	217	12
Gesammtzahl der Artillerie	113	4154	40	688	1182	90
	oder 4307			1960		
Gesammtzahl aller Truppen	1541	67218	476	6751	1182	1336
	69235			9269		

Kontor des Militärhospitals.

Für die Abtheilung No. Saal No.
wird folgende Wäsche verlangt
am Tag des Monats 186

Benennung der Wäsche	Zahl der verlangten Stücke.	
	Mit Zahlen	Mit Worten geschrieben
Hemden		
Leintücher		
Unterhosen		
Kissenziechen		
Strümpfe		
Handtücher		
Kleine Tücher		
Schürzen (für die Wärter) . . .		
Mützen		
Halstücher		
Servietten zum Bedecken . . .		
Wollne Decken		
Unterjacken		
Tischtücher		
Servietten		
Zeug zu oberen Strohsäcken . .		
Zeug zu unteren Strohsäcken. .		
Zeug zu Unterkissen		

Unterschrift des Abtheilungsarztes

Für die Abtheilung No. Saal No.
am Tag des Monats 186
werden für Kranke folgende Portionen verschrieben.

Art der Portionen			No. No. der Betten	Zahl der Portionen	
				Mit Zahlen	Mit Buchstaben geschrieben
1. Port.		Fleischspeisen			
		Fastenspeisen			
2. Port.		Fleischspeisen			
		Fastenspeisen			
3. Port.		Habersuppe			
		Kartoffelsuppe			
		Griessuppe			
		Pflaumensuppe			
		Gekochte Milch			
	Kissel	mit Honig			
		mit Milch			
1. Port.	Anti-scorb.	Fleischspeisen			
		Fastenspeisen			
			Summa		

Unterschrift des Abtheilungsarztes

Russische Maasse und Gewichte.

A. **Längenmaasse.**

1 Werst = 500 Saschen oder Faden (auf 1 Grad des Aequators gehen 104,3388 Werst.)

1,50 Werst = 1 Englische Meile.
0,93 Werst = 1 Kilometer.
6,95 Werst = 1 Deutsche Meile.

1 Saschen oder Faden = 3 Arschin = 48 Werschok.
1 Arschin = 16 Werschok.
1 Faden = 7 Fuss = 84 Zoll = 840 Linien.
1 Fuss = 12 Zoll = 120 Linien.
1 Zoll (Decim.) = 10 Linien.

1,17 Arschin = 1 Bayr. Elle.
1,40 Arschin = 1 Meter.

1 Russ. Fuss = 1 Engl. Fuss.
1,02 - - = 1 Preuss. Fuss.
3,28 - - = 1 Meter.

B. **Flächenmaasse.**

1 Dessjatine = 2400 □Faden.
1 □Faden = 9 □Arschin = 49 □Fuss = 144 □Zoll.
0,23 R. Dessjatine = 1 Preuss. Morgen.
0,91 = 1 Franz. Hectare.

C. **Gewicht.**

1 Pud = 40 Pfund.
1 Pfund = 32 Loth = 96 Solotnik.
1 Loth = 3 Solotnik.
1 Solotnik = 96 Dell.

1,14 R. Pfund = 1 Preuss. Pfund.
2,44 R. Pfund = 1 Kilogramm.

D. **Flüssigkeitsmaasse.**

1 Botschka (Fass) = 40 Wedro (Eimer).
1 Wedro = 8 Stof = 10 Krug = 100 Tscharka.
1 Krug = 10 Tscharka.

5,21 R. Wedro = 1 Bayr. Eimer
8,13 R. Wedro = 1 Französ. Hectoliter.

E. **Getreidemaasse.**

1 Tschetwert = 2 Osmin = 8 Tschetwerik = (7,41 Cub. Fuss).
1 Tschetwerik = $^2/_5$ Wedro = 8 Garnatz = 0,92 C. Fuss.

2,09 Tschetwerik = 1 Preuss. Scheffel.
3,81 Tschetwerik = 1 Franz. Hectoliter.

Uebersicht über die Pläne,

welche als Documente für die Entstehung des Lagers dienen.

(z. S. Nr. 1.)

I. Plan des Lagers bei Krasnoe Selo im Jahre 1823. Das grosse Lager fängt an der Chaussee von Tsarskoe Selo an, wo jetzt die Kaiserlichen Zelte stehen und ist bezeichnet „Lager der Garderegimenter". Auf den Höhen gegenüber befindet sich nur das „Lager der Sapeure" ungefähr da, wo jetzt die Kriegsschulen sind. Abgesondert, hinter dem Duderhofer Berg, liegt das Artillerielager.

II. Plan des Lagers der Garde-Infanterie Division bei Krasnoe Selo im Jahre 1823. Hier ist in grossem Massstab das sub I genannte Lager abgebildet an der Stelle des jetzigen grossen oder Hauptlagers.

III. Plan des Lagers bei Krasnoe Selo 1824. Die zweite G.-Inf.-Div. steht da, wo 1823 das Lager gewesen, ein Theil der ersten G.-Inf.-Div. und 2 Batterien stehen auf der äussersten Flanke des rechten Flügels, aber etwas gesondert und nicht in einer Frontlinie mit der vorigen. Die andere Hälfte der ersten G.-Inf.-Div. und 2 Batterien stehen im Avantgardenlager zunächst dem Dorfe. Sapeur- und Artillerie-Lager unverändert.

IV. Dislokation der Regimenter des Gardekorps in der Umgebung von Krasnoe Selo während des Lagers im Jahre 1824. (Vom 10. Juni bis 18. Juli.) Daselbst sind im kleinen Maassstabe die Zeltlager und ringsherum die Rayons der Truppen angegeben, woraus zu sehen, dass auch die L.-G.-Cavallerie an dem Lager Theil nahm.

V. Plan des gesammten Lagers von 1825, unverändert.

VI. Dislocation der Regimenter des Gardecorps in der Umgebung von Kr. S. (vom 22. Juni bis Ende Juli) unverändert.

VII. Plan der Gesammtlager vom Jahre 1826. Die beiden G.-Inf.-Div. stehen zusammen im grossen Lager; die äusserste Flanke nach rechts bilden das Pagencorps, 1. und 2. Cadettencorps, Artillerieschule, das Adelsregiment; das Artillerielager bei Gorskaja nicht mehr vorhanden.

VIII. Dislocation der Regimenter des Gardecorps in der Umgebung von Kr. S. 1826.

IX. Plan des Lagers von 1827. Die Artillerie ist im grossen und kleinen Lager zwischen der Infanterie vertheilt, wie heute; im kleinen Lager stehen 2 Infanterie-Regimenter und ein Muster-Bataillon, eine Muster-Escadron und eine Muster-Batterie.

X. Dislocation der Truppen des Gardecorps um K. S. im Jahre 1827.

XI. Plan des gesammten Lagers im Jahre 1828. Im grossen Lager das Pagencorps, 1. und 2. Cadettencorps, die Artillerieschule, das Adelsregiment, das Militärwaisenhaus; im Avantgardenlager ein Bataillon des Preobraschenski'schen, 1 des Semenof'schen, 1 des Ismailof'schen, 1 des Jäger-Regiments, 1 des Pavlof'schen, Finnländischen Infanterie-Garde-Regiments und 2 Artilleriebrigaden.

XII. Dislocation der 1828 in Petersburg zurückgebliebenen Regimenter zur Zeit des Lagers bei Krasnoe Selo. Ausser den oben angeführten Truppen befanden sich um K. S. die Cürassierdivision, die Sibirischen, die Orenburgschen und die Jamburgschen Ulanen. 6 Bataillone.

XIII. Plan des Lagers des Gardecorps in der Umgegend von Krasnoe Selo im Jahre 1830. Das grosse Lager wie 1827; im kleinen ebenso, aber noch dazu das L.-G.-Jägerregiment, das L.-G.-Finnländische Regiment, und das Finnische Schützenbataillon.

XIV. Dislocation der Regimenter des Gardecorps um K. S. im Jahre 1830.

Litteratur.

Larrey, Dr. Baron. Rapport sur l'état sanitaire du Camp de Chalons. Paris 1858.

Morin, Dr. Le camp de Chalons en 1858. Paris 1858.

Perier. Le camp de Chalons en 1858.

Dr. Majirté. Dissertation. Strassbourg 1860.

Dr. W. Roth. Militärärztliche Studien. Berlin 1864.

Stewart Clark. Practical observations on the hygiène of the Army in India. London 1864.

Stromeyer. Maximen der Kriegsheilkunde.

Recueil de mémoires de Médicine, de Chirurgie et de Pharmacie militaires. Paris.

Chenu. Rapport au conseil de santé des armées sur les résultats du service médico-chirurgical aux ambulances de Crimée pendant la campagne d'Orient en 1854, 1855 et 1856. Paris 1865.

Garreau. Du service de santé de l'Armée et de l'organisation qu'il réclame. Paris 1865.

Darstellung des Müller-Schür'schen Systems zur Abführung menschlicher Excremente. Stettin 1865.

Riolacci. Le camp de Chalons. Paris 1865.

Goffres. Considérations hist. hyg. et méd. sur le camp de Chalons. Paris 1865.

Dr. W. Roth. Das Zeltlager auf der Lockstädter Heide in Holstein. Darmstadt und Leipzig 1866.

Dr. O. Heyfelder. Das Lager von Krasnoe Selo. Deutsche Klinik. 1866. Nr. 3 u. ff.

Heyfelder, Lager von Krasnoe Selo.

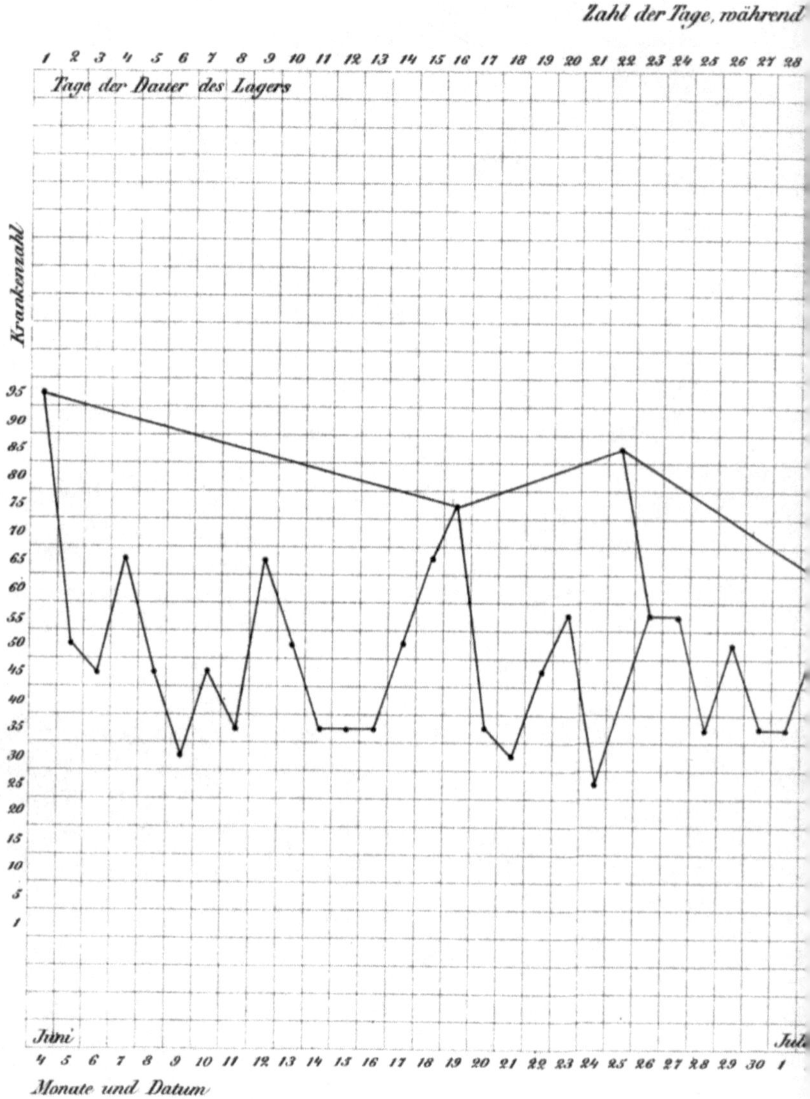

Taf. I.

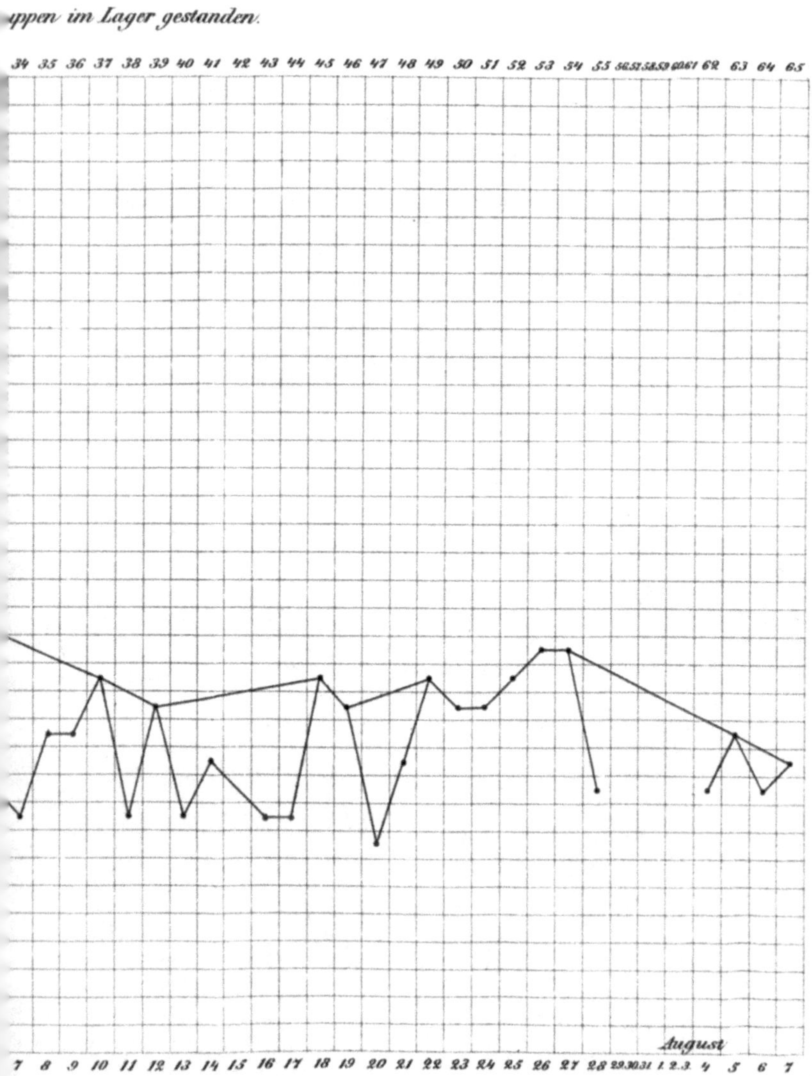

Lith. Anst. v. Leopold Kraatz in Berlin.

Heyfelder, Lager von Krasnoe Selo

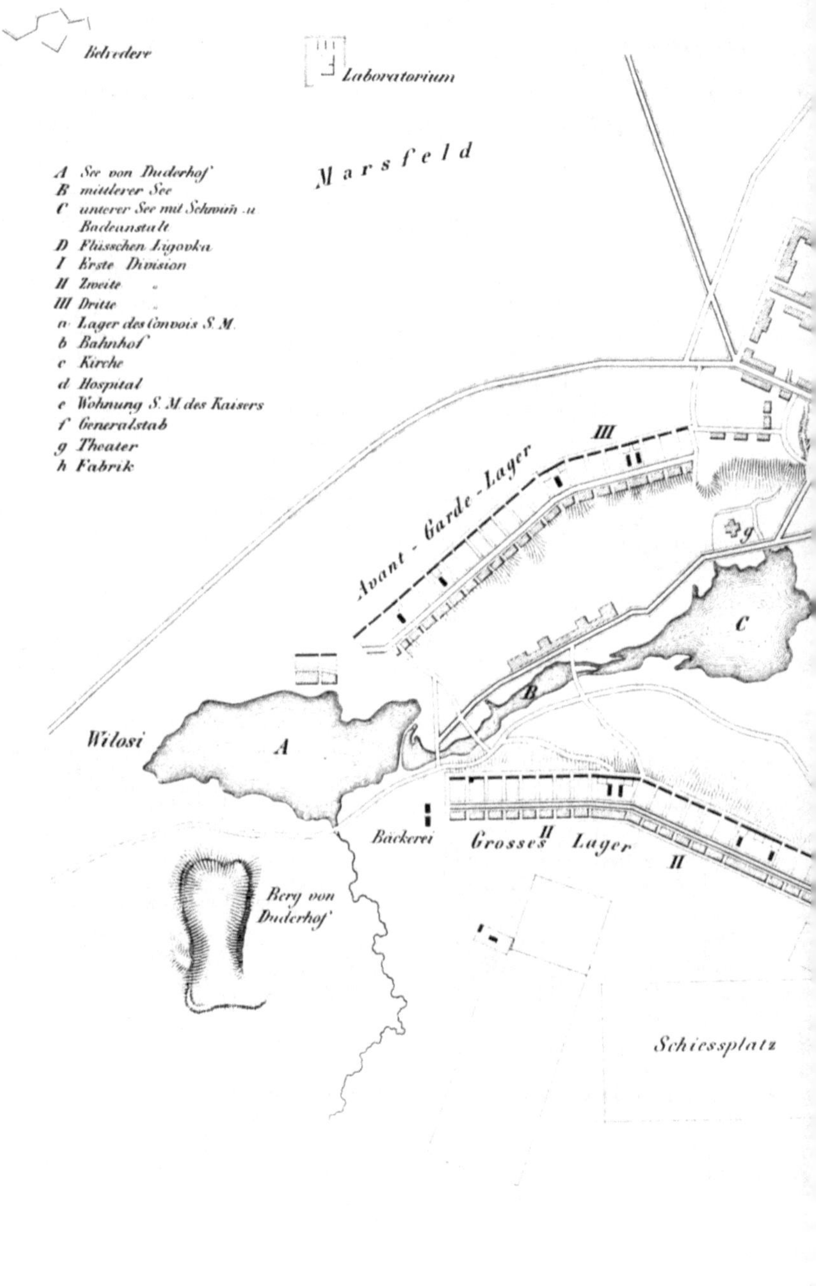

Taf. II.

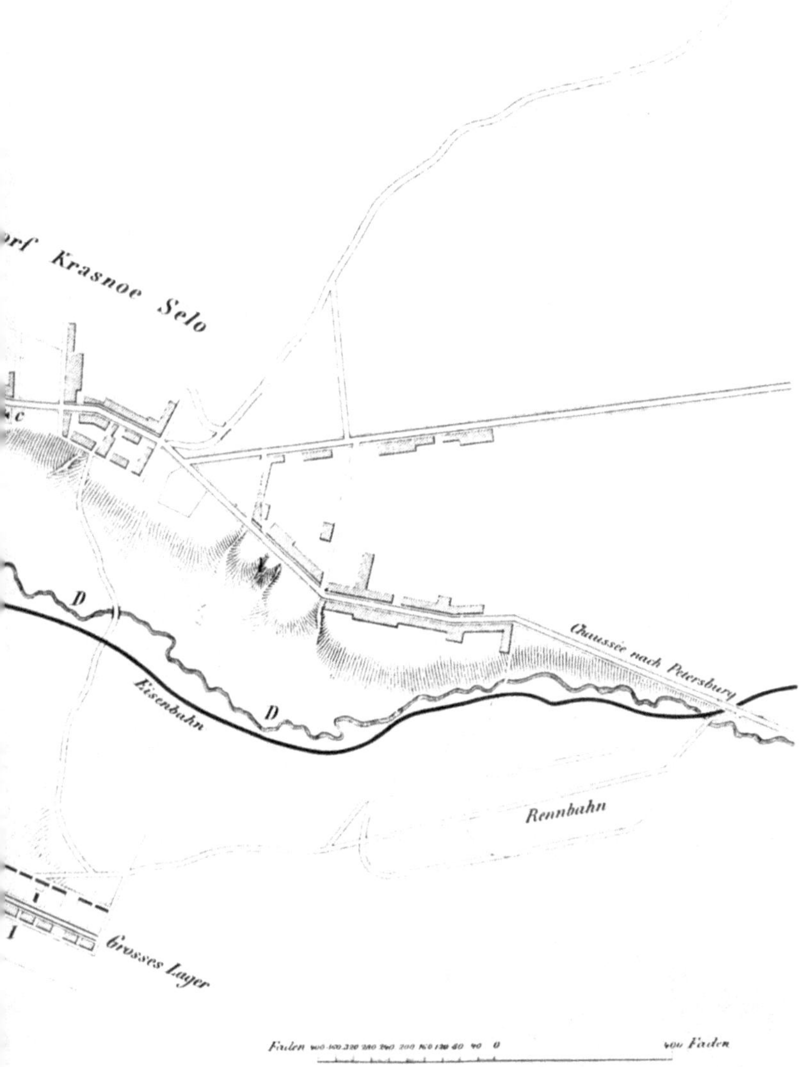

Lith. Anst. v. Leopold Kraatz in Berlin.

Lager-Plan des Moskauer-Garderegiments und der 2ten

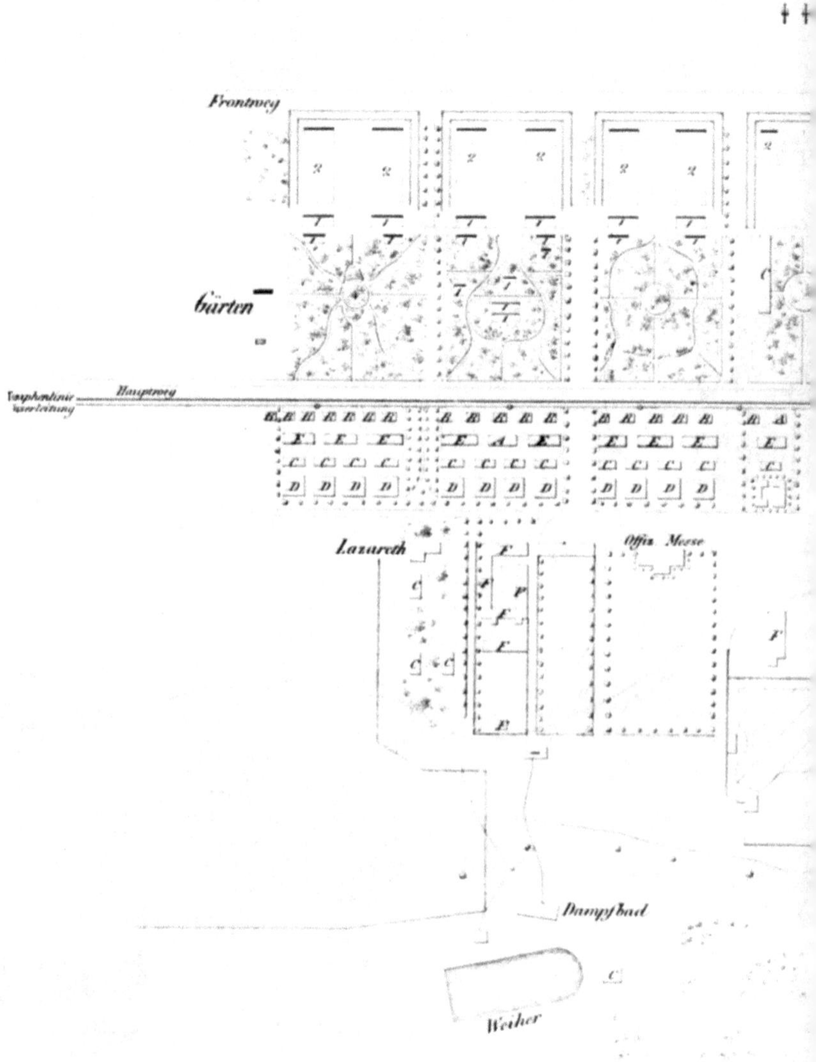

. Batterie.

Kanonen

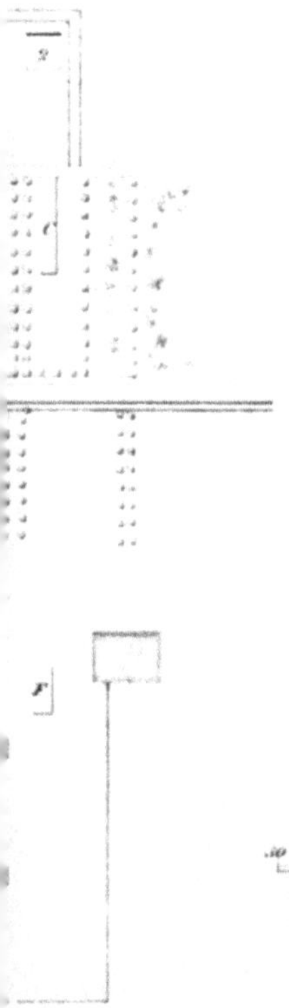

Erklärung der Zeichen.

1 *Offizierszelte*

2 *Soldatenzelte*

A *Haus des Regimentscom̄andeurs*

B *Offizierswohnung*

C *Soldatenküche*

D *Esstische der Soldaten*

E *Zeughaus*

F *Schuppen und Ställe*

G *Keller*

▭ *Latrinen*

——— *Telegraphenlinie*

50 40 30 20 10 5 0 50 100 *Faden*

Lith. Anst. v. Leopold Kraatz in Berlin.

Regime

x *Treppe*
a *Eingang*
b *Thüre des Krankensaals*
c *Mittlerer Gang des* „
d *Gallerie*
e *Wohnung des Arztes*
f „ „ *Feldscheer*
g *Apotheke*
h *Küche*
i *Abtritt*
k *Kamin*

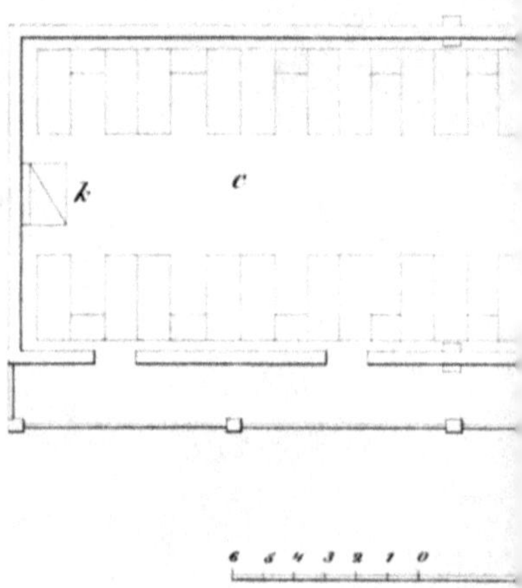

Taf. IV.

th.

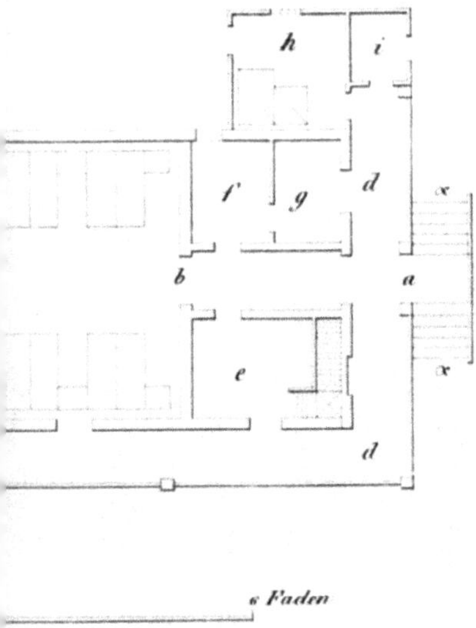

Lith Anst. v. Leopold Kraatz in Berlin

FSC
www.fsc.org
MIX
Papier | Fördert gute Waldnutzung
FSC® C083411

Zeitfracht Medien GmbH
Ferdinand-Jühlke-Straße 7
99095 Erfurt, Deutschland
produktsicherheit@kolibri360.de